SOCIÉTÉ FRANÇAISE

D'OTOLOGIE, DE LARYNGOLOGIE

ET DE RHINOLOGIE

RAPPORT

M. le Dr COLLINET. — Traitement des sténoses fibreuses du larynx.

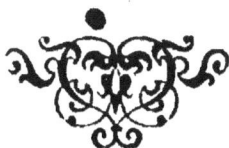

Mai 1902

SOCIÉTÉ FRANÇAISE

D'OTOLOGIE, DE LARYNGOLOGIE

ET DE RHINOLOGIE

Bordeaux. — Imprimerie G. GOUNOUILHOU, rue Guiraude, 9-11

SOCIÉTÉ FRANÇAISE

D'OTOLOGIE, DE LARYNGOLOGIE

ET DE RHINOLOGIE

RAPPORT

M. le Dr COLLINET. — Traitement des sténoses fibreuses du larynx.

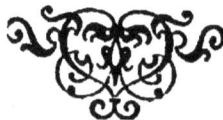

Mai 1902

SOCIÉTÉ FRANÇAISE

D'OTOLOGIE, DE LARYNGOLOGIE
ET DE RHINOLOGIE

RAPPORT

TRAITEMENT
DES STÉNOSES FIBREUSES DU LARYNX

Par le D' COLLINET, de Paris.

Les sténoses fibreuses du larynx sont rares comparative-
ment aux sténoses diverses par diphtérie, par infiltration,
inflammation aiguë, paralysies, tumeurs, compressions, etc.;
leur traitement n'en est pas moins très intéressant à cause de
sa difficulté même et des nombreuses tentatives dont il a été
l'objet de la part des laryngologistes, tentatives parfois cou-
ronnées de brillants succès, parfois aussi décevantes à cause
de la somme d'efforts et de patience dépensée en pure perte,
ou avec des résultats insignifiants, contre une lésion essentiellement récidivante.

Nous aurons surtout en vue, dans cette étude, les sténoses
cicatricielles du larynx et aussi les sténoses inflammatoires
chroniques de la muqueuse, de la sous-muqueuse ou du
périchondre, qui aboutissent à la formation d'épaississement
plus ou moins fibreux des tissus mous du larynx et se com-
portent en face du traitement comme le tissu cicatriciel proprement dit.

Autrefois les sténoses laryngées étaient traitées simplement

par la trachéotomie. Plus tard, vers le milieu du dernier
siècle, on tenta d'ouvrir le larynx pour détruire le tissu de
cicatrice qui l'obstruait, mais ces tentatives furent rares.
Avec les progrès de la laryngoscopie, on s'efforça de cauté-
riser, d'inciser les tissus pathologiques par la voie endo-
laryngée ou de les dilater comme on dilate un rétrécissement
de l'urètre au moyen de cathéters, puis au moyen de tubes à
demeure, d'après le procédé de Bouchut et O'Dwyer. Les
progrès de la chirurgie aidant, on arriva, à la suite d'insuccès
des méthodes précédentes, à reprendre les tentatives d'ouverture du larynx, à supprimer les tissus altérés et à rétablir
ainsi la perméabilité des voies naturelles.

Récemment, l'électrolyse a été appliquée avec succès à la
destruction des tissus de cicatrice du larynx, donnant ainsi
un procédé nouveau aux laryngologistes. Nous passerons
successivement en revue les différents procédés de cure des
sténoses laryngées, mais, au préalable, nous verrons si, par
des moyens prophylactiques bien compris et bien employés,
il n'est pas possible d'éviter dans de nombreux cas la formation d'une lésion si difficile à guérir quand elle est constituée.

TRAITEMENT PRÉVENTIF

Pour faire de la bonne prophylaxie, il est indispensable de
connaître les causes qui engendrent le processus pathologique contre lequel on veut lutter. Le cadre et les limites de
ce travail ne nous permettent pas de nous appesantir longuement sur la pathogénie et l'étiologie des rétrécissements
fibreux du larynx, nous allons simplement voir dans quels
cas ces sténoses se produisent et s'il existe des moyens pour
atténuer, dans la limite du possible, l'effet de la cause initiale.

Les rétrécissements fibreux du larynx peuvent se diviser,
au point de vue étiologique, en deux grands groupes : ceux
qui surviennent spontanément à la suite d'une maladie du

larynx, ceux qui sont provoqués par un traumatisme du larynx. Parfois, la maladie et le traumatisme se surajoutent et confondent leur influence néfaste, par exemple dans certains cas de tubage consécutif à la diphtérie.

Rétrécissements spontanés.

Ces rétrécissements se produisent à la suite d'une maladie du larynx primitive ou secondaire.

Les *affections inflammatoires primitives* du larynx capables de donner lieu ultérieurement à un rétrécissement cicatriciel sont rares. Les *laryngites aiguës*, même *phlegmoneuses*, les laryngites sous-muqueuses infectieuses aiguës, si elles n'entraînent pas une complication aiguë mortelle, se terminent, en général, favorablement. Dans certains cas, cependant, d'abcès sous-muqueux profond, de périchondrite, on a vu se développer des sténoses chroniques, cicatricielles (Concetti), surtout dans les formes nécrotiques, s'il y a mortification d'un fragment de cartilage et si les tissus mous ne sont plus soutenus en certains points par le squelette. En général, une incision précoce arrête les décollements étendus formés par le pus et entraîne une terminaison favorable.

Chez l'enfant, les *laryngites aiguës suffocantes*, les *laryngites sous-glottiques aiguës*, traitées ou non par le tubage, peuvent passer à l'état chronique et provoquer des sténoses persistantes. Donaldson, Schroetter, Masséi, Neumann, O'Dwyer, Boulay et Boulai en ont cité des exemples qu'on ne pouvait mettre sur le compte de l'intubation et qui devaient être attribués à l'évolution de la maladie elle-même. Le tubage et la dilatation précoce, une fois les accidents aigus disparus, seront les meilleurs moyens de s'opposer à la constitution d'un rétrécissement fibreux.

Chez l'adulte, la *laryngite sous-glottique hypertrophique chronique*, appelée encore *cordite vocale inférieure*, peut entraîner l'épaississement et la transformation en tissu fibreux du tissu conjonctif sous-muqueux.

Nous ne pouvons nous occuper ici des relations entre cette affection, la syphilis et le sclérome, qui peuvent donner un aspect analogue. Il est rare, quand ces deux dernières maladies ne sont pas en cause, qu'elles aboutissent à un rétrécissement notable de la lumière du larynx.

La suppression des causes d'irritation du larynx (poussière, tabac, alcool), avec un traitement local et général approprié, pourront empêcher l'affection de s'aggraver et de provoquer une sténose chronique.

Le larynx peut être pris *secondairement* au cours d'une maladie générale infectieuse aiguë, telle que la *scarlatine*, la *rougeole*, la *variole*, la *varicèle;* tantôt l'élément éruptif se fait jour au niveau de la muqueuse laryngée, comme sur les autres muqueuses, et peut, grâce à des infections secondaires, revêtir la forme ulcéreuse; tantôt il se développe de l'œdème de la glotte nécessitant une intervention; tantôt, enfin, une inflammation profonde du périchondre et de la sous-muqueuse, pouvant aboutir à une nécrose plus ou moins étendue du squelette cartilagineux.

Dans tous ces cas, on se trouve en présence d'une sténose aiguë qui pourra avoir tendance plus tard à se transformer en sténose chronique.

La *fièvre typhoïde* mérite une mention spéciale parmi les maladies générales à complication laryngée, pouvant occasionner de la sténose chronique. Très fréquentes, en effet, sont les lésions du larynx dans la fièvre typhoïde, depuis la simple infiltration ou érosion de la muqueuse, jusqu'à l'ulcération profonde et la périchondrite nécrotique portant sur les aryténoïdes, le cricoïde ou le thyroïde (Turk, Chassaignac) et entraînent des rétrécissements d'autant plus graves que le squelette cartilagineux est détruit sur une plus grande étendue. Franz Schmidt, dans un travail récent, considère l'examen du larynx comme un des bons moyens adjuvants pour faire le diagnostic précoce de la maladie. Parmi les cas de sténose laryngée chronique que nous avons trouvés dans la littérature, un grand nombre sont consécutifs à la fièvre typhoïde (Schroetter, Sterling, Navratil, Lüning, Schiffers, Hjort, Hanssen, Lewy, Rackowitch, Sokolowski, Vergniaud, Bowlby, Reintjès, Nanoth, Dundas Grant, Spicer, Bonain, Bergengrün, Lénart, Haushalter, Nichues, etc.).

Souvent, dans les fièvres et les maladies générales à localisation laryngée, le traitement pharyngo-laryngien est négligé, et nous sommes d'avis, avec Sterling, que des soins plus minutieux de propreté et d'antisepsie de ces cavités pourraient éviter des complications graves du côté du larynx. Les pulvérisations antiseptiques faibles dans le nez, le pharynx, les nettoyages de bouche fréquents, les injections intra-laryngées d'huile mentholée et autres moyens analogues pourraient être employés avec plus de constance et seraient, par le fait même, de bonnes précautions contre une lésion possible des voies aériennes supérieures.

Dans tous les cas de suffocation sérieuse par lésion laryngée au cours des fièvres graves, on devra avoir recours d'emblée à la trachéotomie si l'on veut sauver son malade. La plupart du temps, on aura des sténoses consécutives qu'on s'efforcera de prévenir par un tubage ou une dilatation dès que ce moyen pourra être employé.

Certaines *maladies spécifiques* ont plus ou moins tendance à se localiser sur le larynx et à provoquer une sténose par infiltration des tissus mous d'abord, plus tard par rétraction cicatricielle, telles la lèpre, le lupus, la tuberculose, la syphilis.

Les localisations laryngées de la *lèpre* sont rares et se manifestent de préférence sur l'entrée du larynx. D'après les observations de Félix, c'est l'épiglotte la partie la plus fréquemment atteinte: elle est déformée, recroquevillée, et couvre en partie le vestibule, où elle reste fixée et qu'elle rétrécit (Bergengrün). Plus rarement, elle atteint les cordes vocales et les

bandes ventriculaires. Elle provoque des rétractions cicatricielles, parfois très prononcées.

Le *lupus*, comme la lèpre, se localise de préférence au vestibule laryngien; les rétractions qu'il provoque à la longue
peuvent devenir très serrées, mais sont rares en général.

La *tuberculose laryngée*, si fréquente, provoque souvent de
la sténose aiguë, mais beaucoup plus rarement de la sténose
chronique fibreuse, les malades étant, en général, emportés
par leurs lésions pulmonaires avant la constitution d'une
cicatrice laryngée. Les rétrécissements peuvent provenir soit
de la cicatrisation d'ulcérations tuberculeuses, soit de l'évolution lente de la forme fibreuse de l'affection.

Dans toutes ces maladies, le traitement général sera le
meilleur moyen prophylactique contre une aggravation des
lésions et la formation d'une sténose ultérieure. Le traitement
local s'efforcera de prévenir la formation de nouveaux
foyers et de détruire les foyers préexistants.

Étant donnée la ténacité de ces affections, le laryngologiste
n'aura pas souvent la satisfaction de voir apparaître du tissu
cicatriciel là où évoluaient primitivement les infiltrations ou
les ulcérations qu'il s'efforçait de traiter, sauf dans certains
cas favorables ou à la suite d'interventions chirurgicales.

Dès qu'une gêne respiratoire apparaîtra par rétraction cicatricielle des parties primitivement envahies, on instituera le
traitement curatif du rétrécissement pour ne pas laisser la
sténose s'accentuer davantage. Ce moyen devra être prudemment employé dans la tuberculose, comme nous le verrons
plus loin.

Si, pour la lèpre, le lupus, la tuberculose, le traitement
préventif de la sténose ultérieure est pour ainsi dire nul, il
n'en est pas de même pour la *syphilis*. Qu'elle soit congénitale ou acquise, lorsqu'elle se manifeste sur le larynx, la
syphilis doit être traitée d'emblée et d'une façon intensive; si,
en effet, on la méconnaît et si on la laisse évoluer, elle pro-
duira souvent des lésions contre lesquelles le traitement

médical deviendra alors impuissant. Tantôt les ulcérations syphilitiques tertiaires se cicatrisent plus ou moins vicieusement et créent des adhérences entre l'épiglotte et les parties voisines, tantôt les deux cordes se rejoignent sur une étendue variable et semblent unies par un pont membraneux; tantôt, enfin, des diaphragmes plus ou moins épais se développent dans la région sous-glottique. L'infiltration sous-glottique tertiaire est particulièrement dangereuse, parce qu'elle est souvent sournoise dans son évolution et simule d'autres laryngopathies. Dans le doute, on devra toujours faire un traitement spécifique intensif en se tenant prêt à parer à une sténose aiguë, toujours possible dans ces cas par œdème iodique.

Dans certains cas plus graves, il se développe des périchondrites et des chondrites suppurées ou non, qui, par l'évolution ultérieure, aboutiront fatalement à un rétrécissement grave du larynx, malgré le traitement spécifique.

Si l'on arrive assez tôt avec le traitement interne, on obtiendra rapidement une grande modification dans les lésions laryngées, et on évitera la formation d'une sténose fibreuse, toujours à redouter en pareille circonstance; c'est, en effet, la syphilis qui fournit un des plus forts contingents des lésions que nous étudions. Il n'est guère de laryngologiste qui n'en ait observé. Dans certains cas, les altérations du larynx ne sont plus sous la dépendance de l'infection syphilitique qui a présidé à leur développement; une altération parasyphilitique ou post-syphilitique des tissus est constituée, qui ne disparaîtra pas par le traitement spécifique. Dans d'autres, il y a des infections mixtes qui font hésiter pour le traitement, par exemple, si des lésions nettement tuberculeuses se développent sur une infiltration syphilitique. On se demande alors si les traitements mercuriel et ioduré n'aggraveront pas les lésions tuberculeuses. Nous pensons que, même dans ces cas, on doit essayer le traitement spécifique; nous avons observé tout récemment un cas où des ulcérations du pharynx et de l'épiglotte avaient fourni à l'examen de nombreux bacilles de Koch chez une jeune fille ayant de très petites lésions pulmonaires, et ont guéri très bien par l'emploi de l'iodure de potassium.

Le *sclérome* est encore une des affections qui donnent le plus fréquemment des rétrécissements du larynx ; nous ne pouvons nous en occuper longuement, car il est trop peu connu en France pour que nous ayons quelque compétence dans la matière. D'après Hermann von Schroetter, des moyens prophylactiques bien compris seraient propres à enrayer cette maladie, qui semble contagieuse bien qu'à un faible degré. La thérapeutique médicale a échoué jusqu'à présent contre cette affection, qui a résisté à l'iodure de potassium, à l'acide salicylique, aux injections de sublimé, etc., et aux différents topiques dont on a badigeonné les points malades. Pawlowsky, puis Vymola ont tenté un traitement sérothérapique ; mais ces recherches sont trop récentes pour qu'on puisse juger de leur valeur.

La *diphtérie* entre, soit directement, soit indirectement, pour une grande proportion dans la production des sténoses laryngées fibreuses. Elle peut par elle-même occasionner des ulcérations plus ou moins étendues de la muqueuse, dont la guérison ultérieure fera place à une cicatrice rétractile ; elle peut produire des inflammations profondes du tissu cellulaire, du périchondre, des cartilages même, qui se manifesteront plus tard par des rétractions cicatricielles si le malade guérit. La sérothérapie précoce, les soins locaux empêcheront dans la mesure du possible ces complications. La cause des sténoses cicatricielles ne réside pas seulement dans le processus pathologique lui-même, mais aussi dans les moyens chirurgicaux employés pour le combattre. Très souvent, en effet, le tubage et la trachéotomie sont à incriminer dans la production de l'affection qui nous occupe ; nous verrons tout à l'heure par quelles précautions on peut atténuer leur action défavorable.

Rétrécissements traumatiques.

Ces rétrécissements sont accidentels ou chirurgicaux.

Rétrécissements accidentels. — Parmi les premiers, nous trouvons les *brûlures* du larynx, par déglutition de liquides chauds ou caustiques, ou par aspiration de vapeurs et gaz surchauffés ou irritants. Garel a signalé un cas de brûlure par arrêt au niveau du larynx d'une pilule de sublimé. C'est, en général, au niveau du vestibule laryngien qu'on observera les rétractions cicatricielles de cette origine si la brûlure est assez profonde pour leur donner lieu et si le malade ne succombe pas. On évitera de faire le tubage dans ces cas pour combattre la sténose aiguë, car il ne ferait qu'exagérer les lésions d'une muqueuse blessée; la trachéotomie sera préférable, sans aucun doute, si besoin est.

Les *fractures* du larynx, extrêmement graves d'emblée, le sont encore par les sténoses ultérieures qu'elles peuvent entraîner. Certains auteurs attendent la gêne respiratoire avant d'intervenir. Nirroli s'est contenté, dans un cas de fracture du thyroïde, de faire l'extension permanente de la tête, ce qui soulageait le blessé qui a guéri. Pour prévenir les complications, quelques auteurs conseillent de suite la trachéotomie (Mussa, Otto, Clarac, Duvernine, Galdos, Zilgien, Lipps, Mitry, Schields); d'autres, la thyrotomie préventive, qui permettra de régulariser les plaies, de redresser les cartilages et d'enlever les esquilles (Panas, Fischer, Caterinopoulos, Wagner); d'autres, enfin, se prononcent nettement pour le tubage qui supprime la dyspnée, joue le rôle d'attelle interne et soutient les fragments, favorise la résorption de l'épanchement sanguin ou de l'œdème, assure à l'avance la dilatation du larynx contre la sténose ultérieure (Scheier, Stimson, Simpson, Lefferts, Egidi, Ferroud, Bokal, Knight, Sargnon). L'intervention variera avec le degré des lésions; mais, quelle que soit la thérapeutique immédiate adoptée, il

sera bon, suivant le conseil de Ferroud, de faire, dès la cicatrisation, des séances de dilatation préventive contre une
sténose toujours à craindre.

Dans le cas de *plaie* du larynx par coupure, on devra faire
l'hémostase, assurer la respiration et suturer le plus soigneu-
sement possible les bords de la plaie pour éviter les sténoses
consécutives parfois très prononcées (Lévi, Morris, Isambert,
Platt, Morestin, Piollet).

Muller, Carry, Koch conseillent en même temps la trachéotomie immédiate et n'enlèvent la canule que lorsque le rétrécissement cicatriciel est évité ou disparu. En cas de plaie
extérieure petite et de phénomène d'hématome ou d'œdème
laryngien, Sargnon conseille le tubage; cette méthode a été
employée surtout pour prévenir la sténose consécutive, soit
avant, soit après la trachéotomie, si des complications suppuratives ont forcé d'avoir recours à cette opération.

Pour les *piqûres*, les *plaie par armes à feu*, le tubage
semble préférable, sauf complication ultérieure indiquant la
trachéotomie ou la thyrotomie.

**Rétrécissements consécutifs à une intervention chi-
rurgicale. — Tubage. —** On a accusé souvent ce procédé
de thérapeutique de provoquer des rétrécissements cicatriciels. Nous allons essayer de déterminer dans quelles conditions cette méthode peut être incriminée et par quelles
précautions on peut pallier à ces graves et exceptionnelles
complications.

Une main inexpérimentée peut produire des érosions ou
des ulcérations en essayant d'introduire le tube dans un
larynx plus ou moins rebelle; on a signalé la pénétration
dans le ventricule (Bensaude, Rist, Corradi), l'embroche-
ment ou la déchirure d'une corde vocale (Agniel), le déchi-
rement de la muqueuse et la perforation du larynx, le tube
pouvant être senti sous la peau (Galatti), la fracture du cricoïde (Masséi). Toutes ces lésions, si elles n'entraînent pas de

complication grave immédiate, pourront occasionner plus tard un rétrécissement cicatriciel. Un peu de prudence et d'habileté les éviteront; nous n'insistons pas.

Il en sera de même pour les inflammations et les suppurations provoquées par un tube non aseptisé.

A côté de ces ulcérations produites par l'introduction du tube, il en existe d'autres, plus fréquentes, occasionnées par le séjour du tube lui-même, inhérentes à la méthode et suivies de sténose chronique.

Bouchut (1858), le premier, en a provoqué sur des chiens avec ses tubes. Trousseau et Faure, qui ont expérimenté les mêmes tubes à Alfort, ont observé des ulcérations graves dès le troisième ou le quatrième jour.

O'Dwyer (1885) a signalé la fréquence des ulcérations. Northrupp en a observé fréquemment à la partie inférieure du tube (1887). Galatti, après quatre cent trente-six heures de tubage, a noté un rétrécissement (1892). Baer relate un cas de rétrécissement de même nature traité par la laryngofissure et ayant entraîné la mort (1892). Les ulcérations ont été signalées par d'Astros, Hache, Bonain, Ferroud, Rabot, Brook (1894). Magdelaine à observé un cas de rétrécissement (1894), et Wiederhofer en rapporte quatre.

En 1895, Hugues signale des ulcérations suites de croup et de tubage, de même Tsakiris et Bokaï. Galatti rapporte deux cas de rétrécissement sur trente et un intubés pour croup (1896). Bokaï en signale deux cas la même année et Bayeux quatre cas sur six cents intubations faites avec ses tubes courts. Ce dernier fait, avec Variot, des expériences cadavériques pour rechercher la cause des ulcérations laryngées au cours du tubage.

Boulay, en 1897, au Congrès de Moscou, signale deux cas de rétrécissement à la suite du croup, consécutivement à une ulcération cicatrisée.

O'Dwyer, la même année, relate encore un cas, et Galatti deux occlusions cicatricielles. Baudrand, dans sa thèse, étudie longuement les ulcérations consécutives au tubage. En 1898, Bayeux insiste sur l'ulcération cricoïdienne résultant du tubage; Boúlay rapporte deux nouveaux cas de rétrécissement pour croup; Rabot signale la rareté des brides cicatricielles graves, qu'il n'a jamais observées. Egidi publie sa méthode de traitement des sténoses après tubage et trachéotomie, employée sur un assez grand nombre d'enfants[1].

Kenefick, en 1899, relate une observation de rétrécissement post-croupal traité par l'intubation. Richardière, puis Sevestre font à la Société médicale des hôpitaux des communications intéressantes au sujet des accidents du tubage et spécialement des ulcérations consécutives. Herczel, en 1900, a dû opérer une sténose cicatricielle très grave à la suite d'un croup intubé. Bokay, en 1901, relate plusieurs observations d'ulcérations à la suite du tubage.

Boulay, dans son travail de 1901 sur les sténoses sous-glottiques, étudie le mécanisme de production de ces ulcérations d'intubation.

La pathogénie de ces ulcérations nous intéresse au point de vue prophylactique.

La *pression du tube* joue un rôle certain dans la production des ulcérations sur une muqueuse déjà malade. C'est surtout au niveau du cricoïde que siègent les ulcérations ou à la base de l'épiglotte ou à la partie antérieure de la trachée correspondant à l'extrémité inférieure du tube. Trois à cinq jours de tubage suffisent à les produire (Baudrand). La forme du tube, son trop gros calibre surtout ont été incriminés. O'Dwyer insiste sur ce point qu'on ne doit pas mettre de tube trop volumineux, mais plutôt au-dessous du calibre indiqué par l'âge, dans les cas où le tube est mal supporté.

En somme, le tube est un véritable corps étranger, qui vient irriter et comprimer la muqueuse en certains points, surtout s'il est mal construit, s'il s'adapte mal au larynx où

1. SARGSON, thèse de Lyon, 1899.

il est mis, s'il est mal nettoyé. Dans ces conditions, la muqueuse peut être mortifiée, ou bien la pression provoque une gêne circulatoire qui entraîne un œdème dont la persistance oblige à laisser le tube en place.

La *multiplicité des tubages* ne doit pas être incriminée, d'après les recherches de Variot et Bayeux, qui ont pu faire sur les mêmes cadavres une série de tubages successifs sans provoquer de lésion de la muqueuse au point correspondant à la pression du tube dans la région cricoïdienne.

La *matière du tube* a reçu aussi des reproches: suivant que le tube est plus ou moins lourd ou s'incruste plus vite de sels calcaires, il devient plus ou moins irritant pour la muqueuse. Lefferts, Masséi, Richardière, Bonain préfèrent les tubes en ébonite, plus légers. Sevestre et beaucoup d'autres n'aiment pas les employer à cause de la difficulté de les aseptiser et aussi parce que rien de révélateur ne se remarque à leur surface en cas de lésion de la muqueuse, comme cela a lieu pour les tubes métalliques. Ceux-ci sont plus lourds et plus faciles à introduire. Tsakiris recommande ses tubes en aluminium, légers et bien tolérés.

Le *frottement du tube* contre les parois a été signalé comme cause d'ulcération par O'Dwyer; à ce point de vue, le procédé d'énucléation de Bayeux pour l'extraction du tube n'est pas exempt de tout reproche; on a trouvé plusieurs fois à l'autopsie des lésions de la muqueuse dans les cas où ce procédé avait été employé. S'agissait-il de pression antérieure du tube, de vulnérabilité spéciale de la muqueuse? il est difficile d'être affirmatif sur ce point; mais, en admettant l'existence d'une lésion de la muqueuse antérieure à l'emploi de ce procédé d'extraction, ce dernier ne pouvait que l'aggraver. Nous croyons donc plus prudent, au point de vue qui nous occupe, de s'en abstenir.

La *durée du tubage* joue un rôle important dans la production et dans l'entretien de l'ulcération, si elle se produit; néanmoins, un tubage prolongé n'entraîne pas fatalement

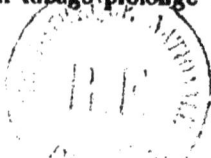

ne lésion de la muqueuse, alors qu'une intubation de courte durée peut en produire dans certains cas (Galatti). Les causes de l'intubation prolongée sont, en général, en dehors de la persistance de l'affection primitive : l'irritation de la muqueuse par le tube ou son ulcération avec production d'un œdème persistant (O'Dwyer), les spasmes du larynx chez les enfants nerveux (Sevestre, Richardière). O'Dwyer dit n'avoir jamais rencontré la paralysie des muscles du larynx.

Pour parer aux inconvénients que nous venons de signaler, on s'efforce d'abréger le plus possible la durée de l'intubation. Les uns le font d'une façon systématique, les autres d'une façon opportune [1].

Suppression systématique de l'intubation. — Au bout de six à huit jours de tubage, si l'enfant ne peut se passer de son tube, on pratique systématiquement la trachéotomie. Si l'état général est mauvais, s'il existe une rougeole, on devra encore abréger cette période (Sevestre).

Pour Wiederhofer, Ranke, Heubner, on ne devra pas dépasser une intubation de cent vingt heures consécutives ou non. C'est la limite tout artificielle qu'ils fixent pendant laquelle un enfant pourra garder un tube dans le larynx sans avoir chance d'être exposé à une sténose ultérieure. Cette limite un peu trop mathématique ne met pas à l'abri du rétrécissement, car cette complication se produit souvent au cours d'une intubation beaucoup moins prolongée. Quoi qu'il en soit, ces auteurs, au bout de cent vingt heures, pratiquent la trachéotomie.

Ganghofner recommande de ne laisser le tube en place que 24 à 32 heures et de l'introduire de nouveau si après son ablation la respiration est encore gênée.

Variot, pour éviter les complications dues au long séjour du tube, se montre beaucoup plus radical encore. Il conseille de faire avec le tube un simple écouvillonnage du

1. BOULAY, Les sténoses sous-glottiques (*Journ. des praticiens*, 1901).

larynx et de le retirer aussitôt après l'introduction. Dans les cas où ce procédé ne réussit pas, il laisse en place le tube deux ou trois heures et répète l'opération un certain nombre de fois si c'est nécessaire : c'est ce qu'il appelle le tubage écourté.

Suppression opportune de l'intubation. — Lorsqu'on est sûr qu'il existe une lésion laryngienne entretenue par le tube, on a recours à la trachéotomie si le sujet ne peut être détubé. Pour être sûr de l'existence de la lésion, on devra la constater par l'examen laryngoscopique ; certains signes de probabilité pourront la faire soupçonner : l'existence d'une tache noire sur le tube, en un point qui correspond à la région lésée, généralement la région sous-glottique ; la nécessité de retuber le patient presque immédiatement au bout d'un temps assez court après la détubation spontanée ou artificielle. Pour O'Dwyer, la durée des extubations, progressivement plus courte pour devenir presque nulle, est un signe presque certain de lésion laryngienne entretenue par le tube et d'œdème par trouble circulatoire.

Emploi de procédés spéciaux pour permettre sans danger la continuation de l'intubation. — O'Dwyer conseille, dans les cas de « rétention du tube », l'emploi de tubes de petit calibre, de forme appropriée, dont la tête répond à l'âge de l'enfant, mais dont le collet et le corps sont d'un calibre d'un ou deux numéros inférieurs. Le nettoyage du tube sera fait le plus rarement possible, mais tous les cinq jours au moins, sous peine de voir l'instrument s'incruster et devenir très irritant.

Sur 535 cas de croup, O'Dwyer a observé et guéri de cette façon 5 cas d'intubation prolongée, variant entre vingt-quatre jours et onze semaines.

Dans un cas très intéressant, cet auteur a eu recours à un procédé tout spécial pour faire tolérer le tube par le larynx et obtenir la guérison d'ulcérations de la muqueuse.

Il s'agissait d'un enfant tubé à l'âge de trois ans pour le croup et ayant gardé le tube deux mois. A six ans, cet enfant, au cours d'une rougeole, est pris d'une dyspnée intense sans angine ; la respiration, très pénible, est silencieuse, ce qui montre que la dyspnée est sous-glottique. On introduisit le tube 6-7, mais il fallut forcer, aussi descendit-on graduellement au tube 3. L'enfant pouvait d'abord rester sans tube pendant vingt-quatre heures, puis quinze, puis onze heures seulement, puis l'asphyxie menaça au bout de cinq minutes. Il était survenu, évidemment, de l'œdème, d'abord modéré, puis croissant et persistant. Deux mois de traitement par divers tubes ne donnèrent aucun résultat; l'auteur eut alors l'idée d'employer un tube de bronze à collet étroit et à parties inférieures relativement saillantes, de façon à pouvoir enduire le tube d'une couche de gélatine saupoudrée d'alun pulvérisé, qui devait agir comme astringent et topique, propre à favoriser la cicatrisation des ulcérations. Le tube séché pendant quelques heures est mis en place et laissé pendant cinq jours. Au bout de ce temps, l'enfant put rester une demi-heure sans tube. Un tubage identique fut appliqué de nouveau: à la troisième fois, la détubation fut de trois quarts d'heure. On appliqua alors sur le tube une double couche de gélatine. Il y eut une douleur légère à cause du gonflement de la gélatine, puis il survint une dyspnée intense qui obligea de détuber; une partie de la gélatine avait fondu et s'était introduite dans le tube. Nouvelle intubation du même genre, puis extubation définitive. Il y eut une légère dyspnée pendant quelques jours, qui disparut sans traitement. La voix redevint normale très vite, malgré le port d'un tube pendant soixante-dix-neuf jours. O'Dwyer fait remarquer que si le changement de tube avait eu lieu tous les trois jours, peut-être la guérison eût-elle été plus rapide. Il recommande l'usage de ces tubes dans tous les cas où un tubage prolongé est nécessaire.

Bokay a eu l'occasion d'employer ce procédé dans 5 cas d'intubation prolongée. Dans un de ces cas, il s'agissait sûrement d'ulcérations sous-glottiques, car plus tard on put constater l'existence d'un rétrécissement cicatriciel sous-glottique, qui disparut définitivement par une dilatation méthodique.

Dans ces 5 cas, il était impossible d'enlever le tube après cent sept, cent huit, cent vingt-quatre, cent quarante-deux et deux cent quatre-vingt-quatorze heures. La durée de l'extubation devenait de plus en plus courte, démontrant l'existence d'ulcérations par pression du tube dans le larynx. Au moyen de l'emploi des tubes de bronze garnis de gélatine et d'alun, on put supprimer complètement le tubage après soixante-dix, soixante-douze, cent trente-neuf et cent quarante-sept heures. La guérison fut complète dans les 5 cas[1].

Bokay fait l'éloge de ce procédé, qu'il trouve simple, pratique, facile à employer. Il le recommande dans tous les cas où le tubage dépasse cent heures et aussi dans les cas d'intubation plus courte où on a des signes d'ulcération laryngée. Pour lui, la trachéotomie secondaire pourra être évitée très souvent par cette méthode.

Comment agit la gélatine dans le larynx? Elle se ramollit au contact de la muqueuse qu'elle protège contre le contact dur du tube, en même temps que l'alun agit comme topique sur l'ulcération. On pourrait incorporer de la même façon dans la gélatine d'autres poudres propres à hâter la cicatrisation. Il nous a paru intéressant de rapporter tout au long cette méthode, qui pourra rendre service dans certains cas. Nous ne connaissons pas d'autres observations où elle ait été employée.

Nous ne pouvons nous étendre ici sur les diverses modifications apportées au tube primitif de Bouchut, puis d'O'Dwyer, et à l'instrumentation par les différents auteurs pour éviter, dans la mesure du possible, les inconvénients du tubage, tel que l'ont fait Bayeux et Sevestre, Collin, Ferroud, Rabot, Bayle, Egidi, Tsakiris, Sargnon, Froin. Nous renvoyons aux

---

1. Voici comment Bokay conseille de garnir les tubes : On coupe dans une feuille de gélatine du commerce des bandes de 6 à 7 millimètres de largeur. La première bande est appliquée, après ramollissement dans l'eau chaude autour du collet du tube. Il faut faire attention qu'aucune bulle d'air ne reste sous la gélatine et que les deux extrémités se rejoignent exactement. On prend de l'alun pulvérisé entre le pouce et l'index et on l'incorpore dans la surface de la gélatine encore molle et collante. Une autre bandelette de gélatine est appliquée ensuite sur la partie libre du collet du tube; le bord supérieur de cette bandelette doit être adapté au bord inférieur de la première sans faire saillie. On y applique l'alun de la même façon. S'il est nécessaire, on applique une troisième bande pour garnir tout le tube. On laisse sécher pendant quelques heures et le tube se trouve enduit d'une enveloppe dure de gélatine qui ne gênera en rien l'introduction.

publications spéciales sur ce sujet qui s'éloigne de la question qui nous occupe.

Trachéotomie. — La trachéotomie primitive ou secondaire au tubage joue un rôle important au point de vue de la production des rétrécissements laryngés ultérieurs.

La trachéotomie agit de deux façons dans l'étiologie des sténoses, soit directement, soit indirectement.

Influence directe de la trachéotomie. — La canule, par l'irritation due à sa présence, produit une ulcération de la muqueuse dans la portion inférieure du larynx, ulcération par pression, dite encore ulcération de décubitus. Cette action néfaste de la canule ne s'observe, évidemment, pour le cas qui nous occupe, que dans les trachéotomies hautes, crico-trachéotomies ou inter-crico-thyroïdiennes. Les points les plus fréquemment lésés par la présence de l'instrument sont : la paroi antérieure de la trachée où peut porter l'extrémité de la canule; la face antérieure du chaton cricoïdien lorsqu'il y a pression en ce point par la convexité de l'instrument; la partie antérieure de l'anneau cricoïdien, si la canule porte en ce point.

Dans ces cas, doit-on incriminer le procédé lui-même, comme le font Nicaise et Baumgarten, ou doit-on accuser la mauvaise adaptation de la canule au larynx dans lequel elle est mise? C'est plutôt à cette seconde cause que nous attribuons plus volontiers les compressions de la muqueuse. Von zur Müllen est aussi de cet avis. Nicaise redoute les interventions intéressant le cricoïde qui est le point le plus rétréci de l'arbre aérien à cause des sténoses ultérieures qu'elles pourront produire. On a signalé quelquefois la nécrose du cricoïde à la suite de sa section; dans la plupart de ces cas, la nécrose est sous la dépendance de l'infection primitive du larynx ou d'infections secondaires de la plaie. Cette nécrose a même été observée dans la laryngotomie inter-crico-thyroïdienne par suite de la pression de décubitus de la canule sur le chaton cricoïdien, mais il s'agit, en général, dans ces cas, de sujets ayant un mauvais état général (tuberculose dans le cas de Lermoyez et Griner).

Quoi qu'on ait dit pour ou contre la laryngotomie inter-crico-thyroïdienne ou la crico-trachéotomie, si l'opérateur peut surveiller d'assez près son malade et lui mettre une canule s'adaptant exactement sans pression sur les points de la muqueuse les plus exposés à être lésés, il y aura toute chance pour qu'aucun rétrécissement ne survienne par le fait de l'intervention et du port plus au moins prolongé de la canule.

Dans certains cas, même où la surveillance n'a pas été minutieuse, le rétrécissement ne survient pas fatalement. Nous avons pu observer un homme de trente-quatre ans qui avait subi la crico-trachéotomie à l'âge de huit ans pour le croup et avait gardé pendant deux ans et demi sa canule, pour des accidents probablement paralytiques du larynx puisqu'il s'est décanulé lui-même un jour, fortuitement, après un certain nombre de séances de dilatation. L'anneau cricoïdien, qu'on pouvait sentir sous la peau, avait subi une perte de substance, de 5 à 7 millimètres de large, remplacée par du tissu fibreux, au niveau de laquelle persistait une petite fistule trachéale. Cet homme avait une obstruction vestibulaire du larynx qui fut guérie, mais aucun rétrécissement sous-glottique capable d'entraver la respiration.

Dans certains cas de sténose persistante grave sous-glottique, on a proposé la section du cricoïde, comme nous le verrons plus loin, pour permettre la dilatation plus complète de la région (Bayeux).

Une canule trop volumineuse ou mal appropriée par sa forme au calibre laryngo-trachéal aura toute chance de provoquer des lésions là où une canule mieux ajustée n'aurait eu aucun inconvénient. On a accusé aussi les canules à plaque fixe qui, fatalement, s'adaptent beaucoup moins bien et provoquent des frottements plus forts sur la muqueuse chaque fois que le malade fait un mouvement d'inspiration profonde, de déglutition, la canule ne suivant pas les mouvements du canal aérien. Inversement, tous les changements de position de la plaque se transmettent à la canule quand le malade fait un mouvement du cou.

Les canules à fenêtre sur la convexité, permettant la respiration laryngée, peuvent aussi provoquer une lésion de la muqueuse, si l'orifice est trop en arrière et atteint la muqueuse de la paroi postérieure. Celle-ci fait hernie à travers le trou et peut être sectionnée par la canule interne, ou bien elle s'ulcère spontanément et donne naissance à des granulations plus ou moins volumineuses qui seront la cause d'accidents asphyxiques s'ils obturent la canule, ou provoqueront plus tard une sténose cicatricielle. Il en sera de même si l'orifice de la canule est trop en avant et arrive jusqu'à la paroi antérieure de la trachée. Nous avons eu l'occasion, dans un cas, de réséquer des granulations siégeant au niveau du bord inférieur de l'anneau cricoïdien, à la paroi antérieure du conduit laryngo-trachéal et nous avons pu nous convaincre qu'elles ne reconnaissaient pas d'autre origine, puisque le changement de canule a suffi à les empêcher de se reproduire.

Nous ne pouvons entrer ici dans la description de tous les différents modèles de canules qui ont été inventés pour parer à cet inconvénient et pour empêcher les ulcérations de décubitus. Signalons cependant : la canule de Chappell, qui est très courte et dont la canule interne peut être allongée ou raccourcie à volonté, suivant que la trachée dans laquelle elle est mise a un diamètre plus au moins grand; les valves de Smith, de Santi, le dilatateur d'Egidi, la canule de Gersuny.

Parfois, si l'on n'a pas de canule s'adaptant au cas à traiter, on supprimera l'emploi de la canule, en la remplaçant par des écarteurs métalliques à ressort ou rigides, qui auront toujours l'inconvénient de presser sur les bords de la plaie trachéale.

Martin, de Boston, ne se servait jamais de canule, il suturait les bords de l'ouverture trachéale à la peau au moyen de fil d'argent, et maintenait la béance par un caoutchouc passé derrière le cou et fixé aux fils.

. Delavan conseille, si le port de la canule doit être prolongé, de réséquer un fragment des cartilages au pourtour de la canule, de façon à ce que celle-ci n'exerce aucune pression sur les tissus et ne favorise pas la formation des granulations. Kirmisson conseille la même précaution sur le cricoïde des vieillards.

Influence indirecte de la trachéotomie sur la production de la sténose. — Dans ces cas, la trachéotomie peut être haute ou basse, son influence est la même dans la production de la sténose laryngée. Elle n'intervient qu'en mettant le larynx au repos absolu et en favorisant ainsi les rétractions cicatricielles ou les adhérences. Ce n'est pas la plaie trachéale ou la pression canulaire qui produit alors le rétrécissement, mais la cause première pour laquelle l'intervention a été faite, ou encore les lésions produites par le tubage si on a eu recours à ce procédé et si on a été obligé d'y renoncer.

Le rétrécissement se constitue alors d'autant plus vite que le larynx est plus au repos et que la cicatrisation est plus rapide.

La longue durée du séjour de la canule à trachéotomie peut-elle, par elle-même, entraîner des altérations des tissus mous du larynx capables de produire ultérieurement une sténose cicatricielle? Pour Stoerk, c'est possible. La formation de granulations dans la cavité laryngée pourrait survenir par le seul fait que la muqueuse, n'ayant plus le contact de l'air, ne fonctionnant plus comme elle doit fonctionner, se gonfle, s'œdématie, perd son épithélium et se transforme en une plaie suppurante qui pourra ultérieurement se cicatriser et produire du tissu fibreux. Pour éviter cet inconvénient, Stoerk a fait percer sur la convexité de la canule de nombreux trous permettant le passage de l'air.

La plupart des auteurs, Gouguenheim entre autres,

n'admettent pas cette manière de voir, car la canule n'obture jamais assez hermétiquement la trachée pour empêcher l'air de pénétrer jusqu'au larynx et les cas de sténose après port prolongé de la canule seraient beaucoup plus fréquents qu'ils ne le sont. Les granulations qu'on remarque dans ces conditions viennent d'une lésion de la muqueuse, indépendante de la trachéotomie, sauf dans les cas que nous avons étudiés plus haut. Plus le séjour de la canule est prolongé, plus elles ont de chance de se produire. Il sera donc d'une bonne pratique, aussi bien à ce point de vue que pour empêcher les autres complications de la trachéotomie, de laisser le moins longtemps possible la canule en place et de combattre les causes qui peuvent retarder le décanulement (troubles réflexes à point de départ nasal, naso-pharyngien ou amygdalien, lésions des articulations ou des muscles du larynx, paralysies ou spasmes); nous sortirions de notre sujet en nous étendant davantage sur ce point.

S'il n'y a pas contre-indication d'autre part, quand une canule à trachéotomie doit rester longtemps en place, il sera préférable de faire porter au malade une canule fenêtrée sur sa convexité, dite encore canule parlante, avec ou sans obturateur automatique à l'expiration (canule à soupape de Broca, de Smith). Vogler emploie une canule à orifice extérieur étroit et à fenêtre large pour faire passer le plus d'air possible par le larynx. Lorsqu'on obture l'orifice de ces canules, l'air inspiré et surtout l'air expiré passent par le larynx, qui ne se déshabitue pas de ses fonctions, ce qui diminue d'autant les chances de sténose ultérieure, d'ankylose, de parésie et dégénérescence musculaire, et permet le décanulement dans les délais les plus courts. Corradi recommande beaucoup ces canules, mais insiste sur ce fait que, dans les canules du commerce, la fenêtre est généralement trop en arrière. On devra s'assurer par soi-même sur la canule en place que la fenêtre correspond bien à la lumière laryngo-trachéale.

Si l'obstacle au décanulement est formé par la présence de

granulations, il no faudra pas hésiter à les enlever; on combattra ainsi le premier stade d'une sténose fibreuse commençante. On pourra constater l'existence de ces granulations par l'examen laryngoscopique s'il est possible ou par l'examen direct à travers la plaie trachéale, dilatée ou non. On peut aussi facilement introduire un petit miroir trachéoscopique dans la trachée et examiner toute la région sous-glottique: cet examen est facile sur les malades dociles, souvent il n'est même pas nécessaire de cocaïniser la région.

Dans les cas où l'examen au miroir n'est pas possible ou chez les enfants, on soupçonnera l'existence de ces granu¹ stions laryngiennes par le signe de Gerhard; dans les cas de sténose laryngienne, le larynx subit des mouvements de descente et d'ascension très prononcés dans l'inspiration et l'expiration; si le rétrécissement siège dans la trachée, ces mouvements ne se produisent pas. D'après Von zur Müllen, ce signe n'aurait pas grande valeur chez les enfants.

Le signe de Krishaber est plus important: il se constate à l'aide d'une canule fenêtrée permettant la respiration laryngienne. Quand on bouche l'entrée de la canule, si la respiration est gênée, c'est que l'obstacle est dans le larynx; si la respiration est libre dans ces conditions et gênée quand on retire totalement la canule, c'est que l'obstacle se trouve dans la trachée.

Quand les granulations siègent à l'extrémité inférieure de la canule, l'inspiration est assez libre, mais l'expiration est gênée, car généralement les granulations sont refoulées contre l'orifice de la canule.

L'ablation des granulations peut se faire soit par la voie buccale, soit par la voie trachéale.

Par la voie buccale, on les enlèvera comme des polypes du larynx, à l'aide du serre-nœud, des pinces diverses, des curettes, etc.

Par la voie trachéale, après dilatation de l'ouverture, on pourra introduire un petit serre-nœud, une curette ou même une pince. Dans certains cas, on sera obligé d'agrandir l'incision trachéale pour pouvoir tout enlever, ou même d'avoir recours à la laryngo-fissure, comme nous le verrons ultérieurement.

OPÉRATIONS ENDO-LARYNGÉES. — Certaines opérations endo-laryngées, lorsqu'elles sont trop étendues, peuvent entraîner la formation de tissu de cicatrice dans le larynx, comme par exemple, le curettage, l'ablation de papillomes multiples (Lénart), la cautérisation d'une fongosité (Boeckel), l'extirpation d'un épithélioma circonscrit, etc. Dans certains cas, la constitution de bandes cicatricielles pourra avoir l'heureux résultat de remplacer une corde vocale supprimée et d'assurer la conservation relative de la voix; mais, dans d'autres, il pourra se produire de la sténose vraie. Il faudra donc se montrer très circonspect dans ces interventions et surveiller de près le malade ultérieurement pour pouvoir prévenir la sténose avant qu'elle ne soit constituée, et la combattre par les moyens que nous décrirons tout à l'heure.

OPÉRATIONS LARYNGÉES PAR VOIE EXTERNE. — Toutes les opérations portant sur le larynx peuvent entraîner une sténose fibreuse consécutive, après cicatrisation, surtout après des interventions intéressant le squelette cartilagineux de l'organe. Dans ces cas, on devra user d'artifices auto-plastiques lorsqu'on redoute une rétraction cicatricielle trop marquée. C'est ainsi qu'on a été amené, après l'ablation de tumeurs ou de tissus pathologiques variés, à faire dans le larynx des greffes de Thiersch, des greffes cutanées, cutanéo-périostées, et même des transplantations cartilagineuses et osseuses. Comme ces moyens préventifs contre la sténose sont employés aussi dans les tentatives de cure radicale des rétrécissements, nous les étudierons à ce propos. Il en sera de même pour la question du tamponnement et des pansements intra-laryngiens.

TRAITEMENT PALLIATIF

Le traitement palliatif des rétrécissements fibreux du larynx consistera à assurer la respiration du malade qui, pour des raisons diverses, ne peut se soumettre à un traitement curatif, ou sur lequel les différents procédés de cure auront échoué. Dans la plupart des cas, le traitement palliatif précédera l'emploi des méthodes curatives dont il n'est, pour ainsi dire, que le premier temps, c'est pourquoi nous nous en occupons avant ces dernières.

Ce traitement se réduit à un moyen : la trachéotomie. Nous n'avons pas à en décrire ici le manuel opératoire, mais simplement à voir dans quel cas on est réduit à l'employer.

Le tubage donne, dans certaines sténoses chroniques, de si bons résultats qu'on peut le décrire parmi les procédés curateurs; dans d'autres formes de rétrécissements suffisamment larges pour permettre le passage du tube, mais très élastiques et récidivant facilement, le tubage ne peut être considéré que comme un moyen palliatif: car le malade est réduit à y avoir recours indéfiniment à des intervalles plus ou moins éloignés.

Dans les cas où la sténose n'est pas trop menaçante et permet de choisir le procédé, on pourra essayer de placer un tube qui parera aux accidents immédiats s'il peut passer, et évitera tous les inconvénients de la trachéotomie.

Mais, si le rétrécissement est un peu serré, si on a de la difficulté à passer le tube d'O'Dwyer ou les tubes creux de Schroetter, il sera plus prudent d'avoir recours à l'ouverture des voies aériennes.

Il en sera de même chez les malades à sténose peu serrée, mais qu'il est impossible de surveiller de près; la trachéotomie assurera la tranquillité du malade et du médecin avant et pendant le traitement dilatateur.

Dans la sténose consécutive à des *ulcérations tuberculeuses* guéries, il est plus prudent de faire la trachéotomie et de s'en tenir à ce moyen de traitement pendant longtemps. En effet, si des lésions pulmonaires persistent, le malade ne manquera pas d'infecter les petites érosions de la muqueuse, qu'un traitement plus actif ferait naître. D'après les recherches de Heryng, les cicatrices tuberculeuses peuvent contenir des bacilles de Koch qui, sous l'influence du petit traumatisme causé par la dilatation, peuvent retrouver leur vitalité et déterminer de nouvelles lésions (Moritz Schmidt).

Solis-Cohen avait entrepris de guérir un rétrécissement cicatriciel causé par d'anciennes cicatrices tuberculeuses ; il fit une incision dans le tissu induré et pratiqua la dilatation ; à la suite de cette intervention, les ulcérations du larynx récidivèrent avec une marche extensive, et le malade mourut.

Il est difficile de poser des règles fixes pour la conduite à tenir. Certains succès encourageants de traitement chirurgical de la tuberculose laryngée permettent, dans des cas favorables, de faire une thérapeutique active. S'il s'agit d'une sténose fibreuse d'origine tuberculeuse après une guérison maintenue pendant longtemps, et en présence d'un sujet fort avec état général excellent, on pourra tenter un traitement curateur, mais il faudra le faire avec la plus extrême prudence.

Dans les formes complexes de tuberculose laryngée coïncidant avec une autre maladie agissant, elle, comme cause de sténose, devra-t-on s'en tenir au traitement purement palliatif? Par exemple, dans la tuberculose et la syphilis du larynx associées, nous pensons qu'il y aura avantage à traiter la syphilis et même à tenter un traitement curateur du rétrécissement. Il est évident que ces tentatives devront être très prudentes, car les ulcérations tuberculeuses pourront recevoir un coup de fouet dans leur évolution par le fait du traitement antisyphilitique et du traumatisme dilatateur ; mais, à notre avis, elles doivent être essayées. Pour ces formes mixtes, la conduite à tenir ne peut être réglée d'avance, elle dépendra de chaque cas particulier.

Les sténoses *cicatricielles lupiques* doivent-elles être réduites au traitement palliatif seul? Nous ne le pensons pas. Le lupus du larynx est susceptible d'être traité énergiquement et de rétrocéder. On ne doit donc pas condamner au port perpétuel d'une canule un sujet ayant chance d'être amélioré, sinon guéri autrement. On a pu, à l'aide de l'intubation, porter des topiques sur des lésions lupiques du larynx, après ou avant curettage, et obtenir des résultats très encourageants (Gavino). Burger a traité avec succès un lupus primitif du larynx au moyen des bougies de Schroetter; sur un malade en imminence de trachéotomie, l'opération a pu être évitée.

Les sténoses fibreuses d'*origine lépreuse* sont une rareté pathologique qu'on traitera par la trachéotomie, la maladie initiale étant au-dessus des ressources de la thérapeutique.

Dans le cas de rétrécissement assez serré pour mettre en jeu la question vitale, ou dans le cas de rétrécissement assez large, mais chez des malades qu'on ne peut surveiller, on devra faire la trachéotomie. Si l'asphyxie n'est pas imminente et si on a le choix du procédé, il sera préférable alors de faire une trachéotomie basse, qui ne gênera pas ultérieurement lorsqu'on entreprendra de traiter le rétrécissement lui-même.

Dans certains rétrécissements invétérés, très serrés et très étendus en hauteur, quand les diverses tentatives de dilatation, de résection, d'autoplastie auront échoué, ou si le malade les refuse, préférant garder son infirmité que de subir une opération sérieuse, on se résignera à la trachéotomie palliative.

TRAITEMENT CURATIF

Le traitement curatif des sténoses du larynx se réduit à deux méthodes, qui comptent de nombreux procédés : la dilatation des tissus rétrécis, ou la suppression du rétrécissement.

Nous examinerons successivement les différents procédés

de ces deux méthodes et nous verrons ensuite dans quels cas ils sont de préférence indiqués par la nature du rétrécissement ou par son étendue.

Dilatation.

La dilatation est la méthode la plus couramment employée pour les rétrécissements des différents organes; il est tout naturel de s'en servir pour le larynx, comme on s'en sert pour l'urètre, le rectum ou l'œsophage. Elle peut se pratiquer avant la trachéotomie pour les rétrécissements peu serrés, ou après cette opération pour les rétrécissements qui ont nécessité cette intervention à cause de leur étroitesse ou à cause des spasmes et des crises asphyxiques dont ils étaient accompagnés.

Dilatation avant trachéotomie. — La dilatation avant la trachéotomie ne peut se faire que par des instruments permettant au malade de respirer pendant la durée de l'opération. Lorsqu'on tentera de dilater un rétrécissement dans ces conditions, on devra avoir sous la main tout ce qu'il faut pour faire une trachéotomie. En effet, les tentatives d'introduction de l'instrument peuvent échouer et déterminer un spasme glottique, nécessitant l'ouverture immédiate des voies aériennes. De plus, on ne devra tenter ces manœuvres, pour les premières séances tout au moins, que chez des malades pouvant être surveillés ultérieurement de très près. Si on leur laisse un tube à demeure, le tube peut être rejeté, et le léger traumatisme produit par le passage des instruments dans le conduit aérien peut, dans certains cas, déterminer un œdème consécutif se manifestant parfois plusieurs heures après.

DILATATEURS MÉTALLIQUES A BRANCHES DIVERGENTES. — Nous ne faisons que signaler ici ces instruments dont l'emploi est possible avant la trachéotomie, mais nous semble dangereux à cause de la difficulté qu'on éprouve à mesurer la force déployée dans les manœuvres de dilatation et à cause du traumatisme qu'ils peuvent exercer sur la muqueuse respiratoire. Leur emploi nous semble imprudent dans ces conditions; il vaut mieux n'y avoir recours qu'après la trachéotomie. Ils ont pu être employés cependant sans inconvénient dans des cas où la muqueuse est particulièrement friable et irritable (laryngite striduleuse, Constantin Paul). Néanmoins, pour notre part, nous ne voudrions pas nous en servir sans trachéotomie préalable.

TUBES DE SCHROETTER. — C'est en 1873 que Schroetter imagina sa méthode pour le traitement des sténoses laryngées et particulièrement du scléromo; elle se répandit assez rapidement, fut vantée par nombre d'auteurs, parmi lesquels nous citerons Ganghofner, Koch, Hering, Gouguenheim. Actuellement, il est peu de spécialistes qui ne l'aient employée et qui n'en aient obtenu de bons résultats.

Les tubes de Schroetter sont formés d'une tige creuse à incurvation laryngienne. Toute la partie inférieure du tube est triangulaire, à angles mousses, pour s'adapter à la forme de la glotte; l'extrémité inférieure porte trois ouvertures, une postérieure et deux latérales, destinées à permettre le passage de l'air. L'extrémité supérieure, recourbée pour éviter le rejet des mucosités sur l'opérateur, se fait souvent droite maintenant.

Ces tubes comprennent douze grosseurs différentes, allant de 9 millimètres à 21 millimètres dans le sens antéro-postérieur, et de 8 à 14 millimètres dans le sens transversal.

Les tubes primitifs de Schroetter étaient de caoutchouc durci; actuellement, on les fait en métal nickelé, ce qui facilite le nettoyage et l'asepsie.

Néanmoins, beaucoup d'opérateurs préfèrent le caoutchouc durci, plus léger, parce qu'il serait mieux toléré par la muqueuse. L'examen laryngoscopique permettra de choisir le numéro du tube qui convient approximativement au larynx à dilater.

Le tube, avant l'introduction, pourra être chauffé légèrement pour éviter le contact désagréable du froid et enduit d'une très légère couche de vaseline aseptique pour favoriser le glissement.

Pour les premières séances, tout au moins, il sera bon de cocaïniser le pharynx et le larynx.

L'*introduction* se fait soit à l'aide du doigt, soit à l'aide du laryngoscope. Le doigt vient se placer dans le vestibule laryngien et relève l'épiglotte; le tube, passé latéralement, vient se substituer à lui et pénètre dans le larynx par un mouvement de relèvement de l'extrémité externe, en même temps que de propulsion douce.

Quand on emploie le laryngoscope, l'extrémité du tube viendra elle-même relever l'épiglotte pour pénétrer ensuite dans l'ouverture laryngienne.

Le bruit spécial de la respiration tubulaire, quelques quintes de toux et le rejet de quelques mucosités indiquent que le tube est bien en place. Au bout de quelques instants, la respiration se régularise.

Si l'instrument employé pénètre trop facilement au gré de l'opérateur, on pourra passer immédiatement à un numéro supérieur.

Il faudra parfois forcer légèrement pour traverser le rétrécissement, mais on ne devra jamais y mettre de la brusquerie ou déployer trop d'énergie, sous peine de créer des lésions nouvelles.

On laissera le tube en place un temps plus ou moins long, suivant la tolérance du malade. Au début, on ne pourra guère le laisser plus de quelques minutes.

Parfois, le tube s'obstrue très vite, à cause de la présence d'abondantes mucosités trachéales (Baumgarten). On doit alors retirer l'instrument et essayer de le replacer après nettoyage, si le malade le supporte bien.

Ultérieurement, il pourra séjourner une demi-heure, une heure, parfois même plus longtemps, sans qu'on ait à redouter l'obstruction du tube, le malade pouvant le retirer lui-même avec la plus grande facilité. Certains malades peuvent apprendre à se passer le tube eux-mêmes ; lorsqu'ils sont arrivés à un degré suffisant de dilatation, on peut leur apprendre la manœuvre et leur confier le soin de se dilater ; il suffit qu'ils viennent se montrer de temps à autre. Cette coutume est fréquente à la clinique de Schroetter.

Doit-on répéter fréquemment les séances ? Il y a intérêt à les faire aussi souvent que possible pour empêcher le rétrécissement de se reformer dans leur intervalle ; cela dépend beaucoup de la tolérance du malade. Les séances quotidiennes sont souvent bien supportées. Dans d'autres cas, on sera obligé de les faire tous les deux ou trois jours seulement. On commencera la séance par le dernier numéro employé, s'il peut passer, ou par un numéro inférieur ; il ne faut augmenter le calibre de la sonde que lorsque le numéro précédent, abandonné à lui-même, joue librement dans la cavité du larynx ; il faudra, parfois, dix à quinze séances avant d'arriver à ce résultat.

Les *inconvénients* de cette méthode sont :

1° De produire parfois des érosions, ou même des ulcérations de la muqueuse ; on les évitera dans la mesure du possible, en procédant au cathétérisme du larynx avec la plus grande douceur, en laissant le tube en place moins longtemps ou en espaçant davantage les séances ;

2° D'occasionner un gonflement inflammatoire considérable, une fois le tube retiré ; Schroetter a signalé lui-même le fait et conseille d'avoir toujours sous la main ce qu'il faut pour faire une trachéotomie. De plus, après les premières séances, il sera prudent de faire surveiller le malade pendant quelques heures ;

3° De nécessiter un temps très long pour dilater un rétrécissement un peu serré ; ce reproche est exact, mais d'autres procédés, en apparence plus rapides, n'en sont pas exempts, les rétrécissements du larynx récidivant avec la plus grande facilité. L'opérateur qui entreprend de les traiter doit s'armer de patience et convaincre avant tout son malade de la nécessité d'être endurant et persévérant. A ce prix, le procédé de Schroetter pourra lui donner des résultats très satisfaisants.

TUBES D'O'DWYER. — Ce procédé, qui donne de si brillants succès dans des sténoses aiguës, n'est pas moins utile dans les sténoses chroniques. Il a l'avantage, sur le procédé de Schroetter, de permettre un séjour beaucoup plus prolongé du tube, et, par conséquent, d'amener plus rapidement la dilatation du rétrécissement. C'est en 1885 que l'intubation fut appliquée pour la première fois au traitement d'un rétrécissement chronique du larynx par O'Dwyer lui-même; le résultat fut très satisfaisant, car un peu plus tard, en 1887, cet auteur écrivait : « Si l'intubation du larynx subissait un échec complet dans le traitement du croup, je me trouverais néanmoins largement récompensé des sacrifices de temps et d'argent que j'ai faits pour la développer; car je crois qu'elle constitue la méthode la plus pratique et la plus rationnelle que l'on ait imaginée jusqu'à présent pour la dilatation du rétrécissement chronique de la glotte. »

Les espérances de l'auteur ne furent pas déçues, et bientôt sa méthode fut employée et préconisée dans tous les pays. Lefferts, Dillon Brown, Metzeroff, Cholmeley, V. Ranke, Rosenberg, Schmiegelow, Guyer, Hartwig, Chiari, Masséi, Delavan, etc., utilisèrent l'intubation et la recommandèrent.

Nous n'avons pas à décrire ici les appareils et le manuel opératoire de l'intubation; nous signalerons simplement quelques modifications dans les tubes et dans le procédé, qui sont nécessitées par son application aux sténoses fibreuses du larynx.

Comme nous l'avons vu précédemment à propos de certaines précautions à prendre chez les intubés dont le larynx est ulcéré, O'Dwyer recommande d'employer, dans le cas de sténose à tendance chronique, des tubes à tête assez volumineuse, mais à corps plus mince que les tubes correspondant à l'âge du malade, de façon à ce qu'ils soient mieux tolérés. Masséi emploie des tubes à tête volumineuse et à corps petit, de façon à pouvoir franchir le rétrécissement.

Pour les adultes dont le larynx est extrêmement variable comme dimension et forme, ce dernier auteur emploie, tantôt des tubes à grosse tête et à corps mince (larynx large avec rétrécissement étroit), tantôt des tubes à tête petite et à corps gros (larynx petit avec sténose peu serrée). Sargnon, pour éviter le détubage spontané, fréquent chez les adultes, a fait modifier les tubes d'O'Dwyer-Lefferts, en mettant le renflement 1 centimètre plus bas et en lui donnant 1 millimètre de plus d'épaisseur. Stoerk a donné aux tubes une forme triangulaire s'adaptant à celle de la glotte.

La manière de procéder variera un peu, suivant qu'on aura affaire à un enfant ou à un adulte.

TUBAGE DILATATEUR CHEZ L'ENFANT. — Boulay conseille de procéder de la façon suivante : « Après avoir apprécié, au laryngoscope si possible, le degré du rétrécissement et choisi un tube en rapport avec la sténose, on pratiquera l'intubation au doigt, d'après la méthode habituelle. Si le tubage ne réussit pas, on pourra essayer avec un tube plus petit; mais, dans certains cas, on déterminera une crise de spasme qui obligera à faire la trachéotomie.

» Si le tubage réussit, on laisse le tube en place pendant vingt-quatre ou trente-six heures; au bout de ce temps, on détube l'enfant et on laisse le larynx au repos pendant deux ou trois heures. Ce délai passé, on introduit un tube de calibre supérieur si possible, ou le même tube, qu'on laisse encore en place pendant le même laps de temps. On continue ainsi le traitement jusqu'à ce qu'on arrive à passer le tube qui convient à l'âge de l'enfant. A ce moment, on espace les séances de tubage et on en réduit plus ou moins la durée, selon la façon dont respire le malade dans leur intervalle. On ne peut établir de règle fixe à cet égard; dans quelques cas, des séances quotidiennes, d'une demi-heure à une heure de durée, pendant quinze jours consécutifs, peuvent suffire à amener la guérison, tandis que, chez d'autres malades, il faut un traitement continu pendant cinq, six, huit mois et plus, pour obtenir un résultat définitif. Dans les cas rebelles, il y a parfois intérêt à prolonger le séjour du tube pendant plusieurs jours consécutifs. Dans tous les cas, il ne faut cesser le traitement qu'une fois la certitude acquise que la sténose n'a plus aucune tendance à la reproduction. »

TUBAGE DILATATEUR CHEZ L'ADULTE. — Chez l'adulte, le tubage pourra se faire soit au doigt, soit au laryngoscope, suivant la commodité et l'habitude de l'opérateur. L'opération étant plus difficile chez l'adulte que chez l'enfant, il ne faudra jamais négliger d'avoir sous la main les instruments nécessaires à la trachéotomie. Lefferts, Masséi, Béclère, Simpson, Casselberry conseillent l'emploi du laryngoscope, qui permet d'apprécier le siège des lésions, le degré de la sténose, et de choisir le tube en rapport avec le cas qui se présente. Il sera préférable de pratiquer l'anesthésie préalable à la cocaïne. Chez les malades dociles on peut opérer sans aide. Une fois le tube dans le larynx, si on a employé le laryngoscope, on devra abandonner rapidement le miroir pour presser avec l'index gauche sur le tube et l'enfoncer complètement. Il faudra vaincre une certaine résistance et forcer un peu pour franchir le rétrécissement (Lefferts, Pitts et Brook, Sargnon).

Dans certains cas de sténose pharyngo-laryngée, on aura une grande difficulté à passer le tube; on devra, au préalable, traiter le rétrécissement pharyngé. Dans d'autres cas, il suffira de sectionner une bride cicatricielle intra-laryngée pour permettre au tube de passer. Dans une sténose post-traumatique traitée par Baumgarten, la saillie d'une vertèbre cervicale fracturée gênait considérablement la mise en place du tube, de même que le passage des sondes de Schroetter qu'il fallait introduire latéralement d'abord.

Sous aucun prétexte on n'emploiera de tubes d'enfant pour l'adulte, si l'on veut éviter le détubage spontané ou la chute du tube dans les voies respiratoires. Dans les cas où le rétrécissement est assez étroit, on se servira des tubes modifiés, suivant la méthode de Masséi. Il sera bon de laisser le fil à demeure pour faciliter le détubage, parfois difficile; si l'on craint les ulcérations de l'épiglotte, on le fera passer par le nez. On pourra apprécier au laryngoscope que le tube est bien en place, avant de quitter le malade.

Si le tube est bien toléré, on pourra le laisser dans le larynx plus longtemps que chez l'enfant, dont la muqueuse est beaucoup plus friable.

La plupart des auteurs conseillent de laisser le tube pendant cinq ou six jours. Au bout de ce temps, on le retirera et, après repos du larynx, on replacera le même tube ou un tube supérieur. Certains auteurs laissent le tube pendant deux ou trois semaines et l'enlèvent pour modifier le point de pression sur le vestibule du larynx et éviter la formation d'érosions ou de bourgeons. Sargnon a pu laisser un tube quarante-deux jours en place sans inconvénient grave. Dans ces cas de tubage prolongé, Masséi et Lefferts conseillent les tubes de caoutchouc durci, qui ont moins de risques d'amener des ulcérations de décubitus; Lefferts aussi a employé des tubes à tête en caoutchouc et à corps en métal.

Les tubes restant longtemps dans le larynx peuvent s'obstruer par le desséchement des mucosités : on l'empêchera par l'entretien d'une atmosphère humide autour de l'intubé, par des pulvérisations fréquentes et, au besoin, par le détubage que le malade pourrait faire lui-même à l'aide du fil.

Le détubage est parfois difficile dans le cas où le fil a été coupé; il faudra employer le laryngoscope pour faciliter la mise en place de l'extracteur. L'extracteur à courbure œsophagienne de Carel pourra rendre service.

D'autres auteurs laissent seulement le tube en place pendant peu de temps, une demi-heure, trois quarts d'heure (Moritz Schmidt). Dans ces cas, il est évident que la dilatation du rétrécissement sera plus lente. On devra se guider, avant tout, sur la façon dont le malade supporte le tube ; une intubation trop courte pourra faire durer le traitement indéfiniment ; une intubation trop longue pourra entraîner des ulcérations nouvelles, qu'on sera obligé de laisser cicatriser avant de placer un nouveau tube, d'où retard considérable dans le traitement et parfois aggravation de la sténose.

Nous ne pouvons étudier ici tous les *accidents* dus au tubage, qui n'ont rien de particulier dans le traitement des sténoses fibreuses ; nous signalerons simplement l'asphyxie ou la syncope dans les tentatives qui échouent, et qu'on combattra par une trachéotomie immédiate. Moritz Schmidt a observé, chez un de ses malades âgés, une mort subite plusieurs heures après la troisième introduction d'un tube bien supporté pendant une demi-heure. Il attribue l'accident à une dégénérescence graisseuse du cœur droit avec ventricule gauche très hypertrophié. Il conseille toujours d'examiner l'état du cœur avant de recourir à la dilatation. Plusieurs autres cas de mort ont été signalés au cours du tubage pour sténose aiguë ; nous n'avons pas à nous en occuper ici.

Chez certains syphilitiques, la présence du tube n'est pas tolérée à cause de l'irritation qu'il produit sur la muqueuse ; il faut alors avoir recours à un autre procédé de dilatation ou à la trachéotomie. On pourra essayer de nouveau le tubage après cette intervention si la muqueuse devient moins irritable.

Dilatation après trachéotomie. — Lorsque le malade porte une canule trachéale, les procédés de dilatation sont plus nombreux et aussi plus faciles à employer en général.

car on ne redoutera pas les crises asphyxiques que peuvent déterminer les manœuvres de dilatation sans trachéotomie. De plus, la sténose sera abordable soit par la voie buccale, soit par la plaie de trachéotomie. Suivant les instruments qu'on emploie, la dilatation est de courte durée ou prolongée. Dans le premier cas, l'appareil dilatateur n'est laissé qu'un temps très court dans le rétrécissement; ce temps est variable suivant chaque malade. Dans le second, l'instrument est laissé à demeure dans le larynx pendant un temps assez long.

DILATATION A COURTE SÉANCE. — *Dilatateurs à branches divergentes.* — Nous en avons dit un mot à propos de la dilatation avant trachéotomie. Ces instruments nous semblent plus faciles et moins dangereux à employer après cette intervention. Ils font de la dilatation rapide ou plutôt de la divulsion, si on les manie avec trop d'énergie, d'où la possibilité de créer des plaies de la muqueuse et d'occasionner des rétrécissements ultérieurs plus serrés, si on ne surveille pas le malade. Dans certains cas, cependant, ils peuvent donner de bons résultats. Ces instruments sont construits sur le principe de la pince à écartement. Leur usage étant d'un emploi peu fréquent, nous ne ferons que les signaler. Tels sont :

La pince de Fauvel, qui peut être manœuvrée dans le sens divergent et provoquer ainsi une faible dilatation; le résultat n'en est pas très efficace;

Le dilatateur à deux branches, et ultérieurement à quatre branches, de Navratil;

Le dilatateur de Morell Mackenzie à trois branches, avec deux écartements produits par une vis;

Le dilatateur à branches parallèles de Constantin Paul;

Le dilatateur à quatre branches, de Moure;

Le dilatateur de Bar.

Tous ces instruments s'introduisent de haut en bas à l'aide du doigt, ou mieux, à l'aide du laryngoscope; la dilatation sera faite doucement, car il est assez difficile de se rendre compte de la force développée par la partie active de l'instrument, à cause de la longueur du levier; on la maintiendra aussi longtemps que le malade pourra la supporter. Les résultats sont longs à obtenir; les séances seront répétées tous les jours ou tous les deux ou trois jours, suivant la tolérance du malade. Dans certains cas, ces dilatateurs pourront être introduits de bas en haut par la plaie trachéale. On pourra employer aussi à cet usage, mais par cette dernière voie seulement, le dilatateur trachéal à deux branches, ou le dilatateur de Laborde, ou encore celui de Schroetter à trois branches.

Nous avons pu dilater de cette façon un rétrécissement modérément serré, sous-glottique, chez une femme tuberculeuse et syphilitique, à très petit larynx, préalablement trachéotomisée pour spasmes de la glotte. Après ablation de granulations au-dessus de la plaie trachéale et curettage d'excroissances tuberculeuses de la région inter-aryténoïdienne et de la paroi postérieure du larynx, nous avons introduit par la plaie trachéale un petit dilatateur à deux branches dont l'extrémité arrivait juste à la hauteur des cordes vocales, ce qui était facile à contrôler au laryngoscope. Après de nombreuses séances faites deux fois par semaine, nous étions parvenu à une dilatation suffisante pour nous permettre d'entrevoir la possibilité de supprimer la canule. La malade, pour des raisons administratives, quitta l'hôpital et ne fut revue que deux mois après. A ce moment, les lésions pulmonaires avaient subi un tel développement que nous renonçâmes à toute nouvelle tentative. La mort survint deux mois plus tard. A l'autopsie, nous pûmes constater que le rétrécissement s'était très peu resserré sur une petite hauteur. Il y avait comme lésion tuberculeuse une simple ulcération de la région inter-aryténoïdienne.

Egidi a attaché son nom à une méthode plus complexe, qui repose surtout sur la divulsion combinée avec le tubage. Dans une première séance, sous chloroforme, cet auteur

résèque le tissu cicatriciel au pourtour de la canule trachéale, puis curette les granulations au-dessus de la canule. Un
attouchement léger au thermo ou au nitrate arrête l'hémorragie. Cinq à six jours plus tard, toujours sous anesthésie,
on enlève la canule, on curette, au besoin, de nouveau, et, à
l'aide du dilatateur de Trousseau introduit jusqu'au-dessus
du rétrécissement, on pratique une divulsion énergique.
Après huit jours de repos, on fait plusieurs séances de dilatation par semaine, sans anesthésie, toujours avec le dilatateur
et on combine ces séances avec des tentatives d'ablation de
canule pendant plusieurs heures jusqu'à ce qu'on puisse
placer un tube d'O'Dwyer, résultat qui n'est obtenu parfois
qu'au bout de plusieurs mois. Le premier tube en place est
laissé de trois à cinq jours, après quoi on tente la décanulation ou de nouveaux tubages, au besoin.

Les dilatateurs métalliques à branches ne peuvent, évidemment, s'employer que dans des rétrécissements assez larges
pour les laisser passer. Corradi leur fait plusieurs reproches :

Difficulté d'introduction le long d'une ligne fixe préétablie,
sans tenir compte des changements de direction causées par
la maladie ou le degré de la sténose. Impossibilité de boire
après la séance de dilatation, les liquides allant dans les voies
aériennes ;

Impossibilité de dilater toute la hauteur du rétrécissement
par l'introduction trachéale parce que les valves sont trop
courtes, et, si on les allongeait, on ne pourrait plus les introduire ;

Productions d'érosions ou de plaies de décubitus ;

Action limitée à des points déterminés et non sur la totalité
du larynx, de sorte que les points soumis à la plus grande
pression peuvent ne pas être ceux qui en ont le plus besoin.

La plupart de ces critiques sont très justes ; il n'en est pas
moins vrai que ce procédé peut rendre des services et mérite
d'être employé dans certains cas.

Les *tubes de Schroetter* en caoutchouc durci ou en métal,

que nous avons décrits pour la dilatation avant trachéotomie,
peuvent s'employer aussi bien après; il suffira de remplacer
la canule à trachéotomie ordinaire par une canule fenêtrée,
permettant de voir le bec de la sonde arriver dans la partie
supérieure de la trachée, ce qui prouvera qu'elle est bien
en place. Les tubes de Schroetter peuvent s'employer aussi,
une fois la canule à trachéotomie enlevée, quand on redoute
la récidive des rétrécissements. Ils ont donné d'excellents ré
sultats dans de nombreux cas (Schroetter, Gouguenheim, etc.).

Cathéters et bougies. — Les cathéters les plus ancienne-
ment employés pour la dilatation du larynx sont les bougies
en étain de Béniqué, dont on redresse un peu la courbure.
Desprès, Lucas-Championnière ont signalé l'usage qu'on
pourrait en faire pour le larynx.

Les *mandrins métalliques de Garel* sont des tiges de cuivre
dont la courbure est un peu moins prononcée que celle des
tubes de Schroetter; leur courbure se rapproche de celle
des pinces œsophagiennes. Pour Garel, en effet, plus on doit
pénétrer bas dans le larynx, plus la courbure doit se rappro-
cher de celle des instruments œsophagiens. Ces tiges sont
graduées en série de calibre différent. Une introduction se
fait de haut en bas, sous le contrôle du miroir ou du doigt;
on doit éviter de forcer. On s'assure que le tube a bien
pénétré dans le rétrécissement au moyen d'une canule
fenêtrée largement. Le bec de l'instrument doit arriver dans
l'orifice de la convexité de la canule. Le mandrin ne peut
rester que quelques minutes en place, d'où la nécessité de
recommencer les séances tous les jours ou tous les deux
jours.

Les *cathéters de Boulay* sont des tiges de métal blanc
nickelé, convenablement courbées et graduées. Ces tiges
sont au nombre de sept; leur diamètre varie de 2 à 5 millimètres, la graduation d'une tige à l'autre étant d'un demi-
millimètre. Elles sont rigides et pleines pour augmenter leur résistance, car elles ont à subir un certain effort

pour pénétrer dans le larynx et pourraient se déformer si elles étaient malléables. Elles sont rectilignes dans leurs deux tiers postérieurs, et incurvées, comme tous les instruments destinés au larynx, dans leur tiers antérieur. Leur corps est cylindrique, et leur extrémité en forme de cône émoussé. Elles se fixent, au moyen d'une vis à pression, sur un

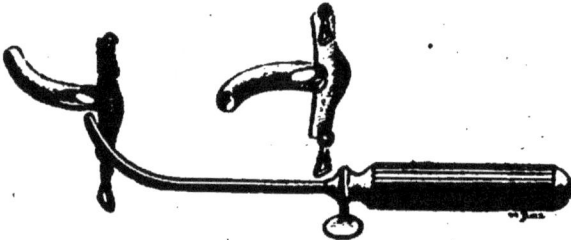

FIG. 1. — Mandrin, manche et canule de Boulay.
La canule présente une double fenêtre, permettant le passage de sondes en gomme.

manche commun fort, et pesant, de façon à être bien en main.

La canule de contrôle est une canule à trachéotomie largement fenêtrée, sans canule interne, à paroi deux fois plus épaisse que les canules ordinaires, à cause de la présence de la fenêtre qui affaiblit la résistance de l'instrument. A la paroi inférieure de la canule, il existe une autre fenêtre, permettant le passage de sondes en gomme pour les rétrécissements très étroits.

Cette instrumentation est particulièrement destinée aux enfants.

Voici comment Boulay décrit sa façon de procéder :

« Commencez par substituer à la canule trachéale, que porte habituellement l'enfant, la canule fenêtrée spéciale, et montez sur le manche un cathéter de calibre moyen. L'enfant étant alors placé dans la position laryngoscopique et maintenu par un aide, si cela est nécessaire, faites-lui ouvrir la bouche, saisissez sa langue de la main gauche munie d'une compresse, et éclairez la paroi postérieure de son pharynx, comme si vous alliez pratiquer la laryngoscopie.

» Deux cas peuvent se présenter, selon que, dans ces conditions et sans le secours du miroir laryngien, l'épiglotte est ou non accessible à la vue.

» Si l'épiglotte est visible, saisissez de la main droite la sonde préparée à l'avance et portez son extrémité en arrière de l'épiglotte; ramenez l'instrument à vous de façon qu'il vienne au contact de celle-ci; faites alors descendre rapidement le cathéter dans le larynx en suivant la face postérieure de l'épiglotte.

» Si l'épiglotte n'est pas visible, deux moyens s'offrent à vous pour pénétrer dans le larynx :

» 1° Portez l'instrument dans le fond de la gorge et titillez avec son extrémité la paroi postérieure du pharynx; vous provoquez ainsi un réflexe nauséeux et, par conséquent, une élévation du larynx; profitez du court instant où l'épiglotte se montre à vous pour exécuter la manœuvre précédemment décrite.

» 2° Si vous échouez par ce procédé, faites tenir la langue de l'enfant par un aide; de votre main gauche, devenue libre, introduisez dans la gorge un miroir laryngoscopique, au moyen duquel vous vous guidez pour faire pénétrer la sonde dans le larynx.

» Le cathéter étant entré dans le larynx, maintenez-le, lui et son manche, exactement dans le plan médian, pour éviter toute fausse route, et tentez de franchir le rétrécissement par une pression progressive, mais qui doit rester modérée. Il n'y a qu'un signe de certitude de la pénétration de la sonde au delà du rétrécissement, c'est la vue de l'extrémité de la tige métallique dans la lumière de la canule, où elle sera descendue le plus souvent, après un brusque ressaut. Maintenez-la en place quelques secondes, une minute si possible, selon la tolérance de l'enfant, et retirez-la.

» Si vous échouez, recommencez l'opération avec le cathéter de numéro immédiatement inférieur et ainsi de suite jusqu'à ce que vous réussissiez. Si vous passez aisément, tentez de faire passer la sonde de calibre immédiatement supérieur. Le cathétérisme exécuté, retirez la canule fenêtrée et remettez en place la canule ordinaire.

» Dans les séances suivantes, il faut chercher à passer des sondes de plus en plus grosses. Ces séances devront être répétées tous les jours ou tous les deux jours, jusqu'à ce que le larynx admette les sondes les plus volumineuses, ce qui demandera un temps pouvant varier de quelques semaines à plusieurs mois.

» Le plus souvent, la dilatation ne se fait que fort lentement, et il faut quelquefois plusieurs semaines avant d'arriver à passer la sonde d'un numéro immédiatement supérieur.

» D'ailleurs, le passage d'une grosse sonde n'indique pas toujours que le rétrécissement est dilaté : *a priori*, il signifie seulement que celui-ci est dilatable. En effet, les tissus infiltrés présentent souvent une consistance élastique, qui leur permet de se laisser refouler aisément par la sonde; mais à peine celle-ci est-elle retirée que les bourrelets d'infiltration reprennent leur volume primitif; l'orifice, momentanément agrandi par la présence de la tige dilatatrice se resserre immédiatement, comme le ferait une bague élastique.

» Lorsqu'on a obtenu une dilatation suffisante pour que le larynx admette un tube même d'un numéro très inférieur à celui que comporterait normalement l'âge de l'enfant, il y a avantage à substituer le tubage au calibrage. On se trouve, en effet, dans les conditions d'un rétrécissement large, justiciable du traitement par l'intubation, les progrès sont alors plus rapides, et l'on peut ainsi, en quelques semaines, obtenir une dilatation qui permettra de tenter bientôt le décanulement. »

Comme on est obligé de déployer un peu de force avec les mandrins pour arriver à les passer, il est possible qu'on fasse une fausse route et qu'on s'engage à travers les tissus

et non dans le rétrécissement. Le fait a été constaté par
Garel, qui a trouvé, au cours d'une laryngo-fissure, une com-
munication artificielle, créée par le mandrin entre l'œsophage
et le larynx. L'accident n'a pas eu de conséquence grave. Il
sera prudent de ne pas déployer trop de force avec les mandrins métalliques. On devra renoncer à leur emploi lorsqu'on
a trop de difficulté à trouver le trajet du rétrécissement, ou
lorsqu'on est en présence d'une incurvation par trop grande
du trajet sténosé.

DILATATION PROLONGÉE. — Cette méthode consiste à introduire de haut en bas ou de bas en haut dans le larynx des
instruments dilatateurs, qu'on abandonne à demeure pendant plusieurs heures et parfois beaucoup plus longtemps,
suivant la tolérance du malade. En général, les résultats
obtenus de cette façon sont beaucoup plus rapides qu'au
moyen de la méthode précédente.

Tubes d'O'Dwyer. — L'intubation pourra être employée
pour dilater le larynx, après la trachéotomie aussi bien
qu'avant cette opération, dès que le rétrécissement est assez
grand pour leur permettre de passer. Grâce à ce procédé,
on pourra souvent supprimer rapidement la canule trachéale.

Ranke l'a employée le premier pour un trachéotomisé
indécanulable. C'est la méthode de choix d'un grand nombre d'opérateurs, parmi lesquels nous citerons : Andersen,
Chiari, Cholmeley, Gamper, Graser, Guyer, Illberg, Masséi,
O'Dwyer, Pitts et Brook, Rosemberg, Schmiegelow, Toti,
Waxham, Rabot, Ferroud, Bokaï, Delavan, etc. On a pu,
de cette façon, débarrasser des malades porteurs de leur
canule depuis cinq et six ans (Bokaï).

Nous avons décrit l'emploi des tubes précédemment, nous
n'y revenons donc pas ici. Dans certains cas, si la trachéotomie est suffisamment basse, on pourra placer un tube
court, en même temps qu'on laissera la canule à trachéotomie, si on veut conserver quelque temps le bénéfice de

celte dernière. On pourra se contenter de placer un tube au début pendant quelques heures, et, s'il est bien toléré, on supprimera définitivement la canule.

Olives de Trendelenbourg. — Elles se composent de deux parties métalliques, vissées l'une sur l'autre et traversées par un fil; elles varient de grosseur, de 8 à 12 millimètres. L'introduction se fait à l'aide d'un fil qu'on passe d'abord dans le rétrécissement, de haut en bas ou de bas en haut. On attache à l'extrémité buccale de ce fil le fil inférieur de l'olive et on tire de façon à entraîner l'olive de haut en bas dans le larynx, en même temps qu'on la retient et qu'on la dirige par le fil supérieur. On finit par faire pénétrer l'olive dans le rétrécissement. On la fixe alors au moyen du fil inférieur, qu'on fait passer par la fenêtre de la canule et qu'on attache à la plaque de cette dernière ou à son pourtour. Le fil supérieur s'attache autour de l'oreille.

Les olives de Trendelenbourg ne sont guère employées maintenant, elles ont cédé le pas aux olives de Schroetter.

Olives de Schroetter (Zinnbolzen). — Ces bougies, de forme triangulaire, à bords mousses, forment une série de vingt à vingt-quatre numéros; le plus petit ayant 8 millimètres dans le sens antéro-postérieur et 6 millimètres dans le sens transversal, le plus volumineux mesure 20 millimètres d'avant en arrière et 16 millimètres transversalement. Il y a une différence d'un demi-millimètre entre chaque numéro. L'extrémité inférieure de la bougie porte un bouton arrondi; l'extrémité supérieure a un bouton percé d'un trou pour faire passer le fil, et une rainure où s'engage la tige destinée à l'introduction. Cette tige introductrice est creuse et se termine par un manche plus volumineux, sur lequel elle est fixée. Un crochet spécial est destiné à passer dans la tige le fil attaché à l'olive. Une pince particulière s'introduit dans la canule trachéale fenêtrée et se fixe sur le bouton inférieur de la bougie, qui est ainsi immobilisée.

Le manuel opératoire consiste d'abord à passer un fil

4

double dans l'orifice supérieur de la bougie. Le crochet passé dans la tige introductrice ramène le fil à travers cette tige. Il suffit alors de tirer sur le fil et de le fixer au manche pour que l'appareil forme une tige complète rigide, le tube venant s'emboîter dans la rainure de la bougie. L'introduction se fait de haut en bas, à l'aide du doigt ou du laryngoscope; la cocaïnisation favorisera la manœuvre. Une fois la glotte franchie, le malade se met à tousser et éprouve une sensation spéciale, qui lui permet d'annoncer à l'opérateur que l'instrument est bien en place et qu'on peut encore forcer si besoin est. L'extrémité de la bougie arrive dans la fenêtre de la canule trachéale, où l'on peut constater sa présence. La fenêtre de la canule doit être très étendue pour que la bougie ne puisse la manquer. Le bouton inférieur de la bougie est saisi avec la pince spéciale, qui le fixe dans la canule. On n'a plus qu'à retirer la tige introductrice en dégageant le fil qu'on attache à l'oreille ou qu'on fait passer par le nez (Hering). La pince fixatrice peut obstruer un peu la canule et gêner le passage de l'air; Hering la remplace par une canule interne, fendue sur une grande étendue dans le sens longitudinal. La fente embrasse le collet situé au-dessus du bouton inférieur de l'olive, et fixe ainsi la bougie, qui ne peut ni remonter ni descendre. Szeparowicz fixe simplement un fil au bouton inférieur et l'attache à la canule trachéale.

Dans certains cas, si l'orifice supérieur du larynx est très étroit, on pourra faire l'introduction de bas en haut, d'après le conseil de Schroetter. On passe alors une sonde flexible, à laquelle est attaché un fil, par l'orifice trachéal. La sonde est reprise par le pharynx et tirée en haut; elle entraîne le fil, puis l'olive. Cette manière de procéder est plus compliquée et plus douloureuse que l'autre; cependant plusieurs auteurs comme Hering et Subliner, la recommandent.

Le séjour de l'olive dans le larynx provoque de la douleur au début; on devra la laisser aussi longtemps que le malade la tolère; il est rare qu'on puisse dépasser quelques heures dans les premières séances. Ultérieurement on pourra la laisser pendant vingt-quatre heures et même plus.

Pour l'extraction, on supprime le mode de fixation inférieure, après s'être assuré de la solidité du fil supérieur, et on tire sur ce fil, qui ramène l'olive. Si le fil casse, on va chercher l'olive avec des pinces laryngiennes, ce qui est toujours un peu plus ennuyeux. Les bougies de Schroetter doivent être changées tous les jours, en règle générale, pour permettre de les nettoyer et de passer un numéro supérieur dès que cela est possible.

Les *complications* rendant difficile l'emploi de ce procédé sont : la douleur et l'intolérance des malades, qui obligent à laisser les olives très peu de temps;

La réaction inflammatoire du larynx et les ulcérations. On doit alors cesser le traitement pendant quelques jours, jusqu'à ce que l'organe soit reposé, et reprendre ensuite les dilatations avec des bougies d'un calibre inférieur.

Garel, trouvant les petits numéros des olives de Schroetter encore trop volumineux, en a fait construire une série d'autres plus petites sur le même modèle. Une fois le larynx suffisamment dilaté par ce procédé, on pourra songer à fermer la plaie trachéale, mais il faudra continuer à surveiller le malade pendant assez longtemps et lui introduire de temps à autre des tubes creux de Schroetter pour empêcher le rétrécissement de se reproduire.

Fils dilatateurs à demeure. — Ce procédé consiste à passer dans les rétrécissements serrés un fil qu'on laisse à demeure. Ce fil se gonfle par l'humidité et dilate peu à peu le trajet.

David Newmann, en 1888, a employé pour la première fois ce moyen. Il passe d'abord un stylet dans le larynx, soit par la bouche, soit par un orifice pratiqué au niveau du rétrécissement. Le stylet est poussé jusqu'à ce qu'il apparaisse au niveau de la canule; il entraîne un fil double à ligature qui se trouve occuper le trajet rétréci quand on a retiré le stylet. On attache ensemble le bout trachéal et le bout supérieur du fil qui est ainsi fixé. Au bout de quelque temps, le fil s'est gonflé et a dilaté le trajet. Il suffit alors de libérer les deux bouts noués ensemble et d'attacher à l'un d'eux trois ou quatre nouveaux fils, qu'on entraîne par traction jusque dans le rétrécissement. Quand ces fils se sont gonflés à leur tour, on les remplace par un nombre toujours plus considérable de fils nouveaux. De cette façon, on arrive assez rapidement à dilater le trajet, suffisamment pour employer un autre mode de dilatation. Newmann substituait à ces fils un tube de Sussdorf, fait de bois, qui se gonfle à l'humidité, comme la laminaire, et est employé pour dilater le col utérin. Ce tube est lié par un fil solide à son extrémité inférieure, ce qui contribue à le fixer et à l'empêcher de se dilater en ce point. Il prend alors la forme d'un cône à base supérieure, et le rétrécissement devient infundibuliforme, ce qui facilite le passage des instruments. Au bout d'un jour ou deux, le tube gonflé est remplacé par un tube plus volumineux.

De Roaldès a employé le procédé des fils et, ayant obtenu une dilatation suffisante, a pu passer de suite des olives de Schroetter.

Cathétérisme rétrograde. — Dans la plupart des procédés que nous venons d'étudier, l'instrument dilatateur était introduit de haut en bas par la bouche. Nous avons vu, cependant, que les dilatateurs métalliques à branches divergentes pouvaient aussi être poussés dans le rétrécissement par la voie trachéale, de même que les olives de Schroetter. Dans les procédés de dilatation qu'il nous reste à voir, l'instrument est introduit de préférence de bas en haut par la plaie trachéale. En effet, un rétrécissement parfois difficilement abordable par en haut, à cause de brides, de déviation latérale, d'extrême étroitesse, pourra être plus facilement perméable par en bas.

Bougies et sonde en gomme ou en caoutchouc. — En général, par cette voie, on s'abstiendra d'employer des instruments rigides pour deux raisons principales, comme le fait remar-

quer très justement Boulay. Pour que la sonde prenne la
direction du conduit laryngé, le manche doit être abaissé
vers le sternum. Dans ces conditions, la convexité de l'instrument comprime la partie inférieure de la plaie trachéale et
la trachée elle-même, d'où obstruction plus ou moins grande
de ce conduit et menace d'asphyxie.

En second lieu, si l'on parvient sans provoquer trop de
dyspnée à introduire une tige rigide dans la région sous-
glottique, on n'est jamais sûr d'avoir traversé le rétrécissement; il faut, pour cela, le contrôle du doigt introduit dans
la bouche ou le laryngoscope. Le plus souvent le larynx est
soulevé en masse par l'instrument, qui ne traverse pas le
point rétréci.

La manœuvre est beaucoup facilitée par les sondes flexi-
bles, qu'on peut pousser sans crainte jusque dans le pharynx,
où leur vue indique que le rétrécissement est franchi.

Thost, en 1890, se sert de bougies coniques en gomme, à
tiges coudées à angle droit, et qu'il introduit de bas en haut;
il laisse ensuite à demeure des bougies métalliques à tige
mobile, suivant la méthode de Schroetter.

Stoessel introduit des drains de caoutchouc de bas en haut
à travers la glotte. Maydl a employé un procédé analogue.
Koschier aussi en 1897.

Golding Bird emploie, en 1885, chez un enfant de trois ans,
un tube en caoutchouc passé dans le larynx et ressortant par
la bouche et la plaie de la trachée; les deux extrémités sont
attachées ensemble.

Pienazek (1894) emploie de préférence la voie trachéale
pour dilater les rétrécissements du larynx au moyen de
sondes œsophagiennes ou urétrales.

Ebstein (1897) conseille l'introduction de bas en haut
dans le larynx de tubes en caoutchouc très tendus sur un
cathéter métallique. L'extrémité supérieure de la sonde ne
doit pas dépasser le vestibule laryngien. Après l'introduction,
on retire le cathéter et on coupe le tube au ras de la partie

supérieure de la plaie trachéale. En reprenant son volume
primitif, la sonde dilate la sténose et se fixe elle-même dans
le rétrécissement. On place ensuite une canule à trachéotomie ordinaire. Cette dilatation élastique agit très énergiquement et n'irrite pas le larynx. On peut laisser le tube
vingt-quatre heures en place. Pendant un ou deux jours il
n'y a pas à craindre qu'il ne tombe.

Boulay (1897) s'est servi, pour un rétrécissement très serré
chez un enfant de quatre ans et demi, d'une sonde en gomme
de 1 millimètre de diamètre, qu'il passa avec beaucoup de
difficulté et avec l'aide du chloroforme. L'extrémité de la
sonde sortant par la bouche et l'extrémité trachéale sont réu-
nies ensemble; l'instrument est laissé en place quarante-huit
heures. Au bout de ce temps, il est remplacé par une sonde
analogue de 2 millimètres de diamètre. Ultérieurement,
Boulay s'est servi de tiges de laminaires, suivant le procédé
de Corradi, que nous allons étudier.

Laminaires. — L'emploi des laminaires pour la dilatation
du larynx, préconisé d'abord par Hering en 1881, fut métho-
difié par Corradi en 1895, puis par Secretan, en 1896.

Voici comment procède le premier : Il se sert de laminaires
graduées en série de dix grosseurs différentes; leur longueur
est de 2 à 3 centimètres. Une rainure ou un orifice doit être
pratiqué aux deux extrémités pour mettre les fils fixateurs.
La canule trachéale employée doit porter sur sa convexité
un orifice à bords mousses, de 2 à 3 millimètres de large, et
situé à 1 centimètre et demi environ de la plaque.

Après ablation de la canule, on passe une bougie urétrale
à travers le rétrécissement, comme nous l'avons indiqué précédemment, et, avec son aide, un fil résistant qui servira aux
tractions. Le bout inférieur de ce fil est attaché à l'extrémité
supérieure de la laminaire, qui devra être introduite de bas
en haut. On tire alors d'une main sur le fil supérieur et on
dirige de l'autre le cylindre de laminaire, qui pénètre par
l'orifice trachéal et remonte dans le trajet sténosé. On arrête

les tractions quand le bout inférieur de la laminaire disparaît au-dessus de la plaie trachéale. On passe alors le fil inférieur dans l'orifice de la canule spécialement destiné à cet effet, et on introduit la canule.

Une fois celle-ci en place, on tire légèrement sur le fil inférieur jusqu'à ce qu'on voie une marque faite préalablement sur le fil ou qu'on sente une résistance indiquant que la laminaire vient reposer sur la convexité de la canule. On pourra encore s'assurer que le cylindre dilatateur est bien en place au moyen du doigt ou du laryngoscope. Le fil inférieur est attaché au bouton de la canule; et le fil supérieur, qu'il est préférable de conserver, est fixé à la joue ou à l'oreille au moyen de diachylon. S'il gêne trop le malade dans la bouche, on pourra le faire passer par le nez.

La laminaire est laissée en place de six à douze heures, laps de temps suffisant pour qu'elle ait produit tout son effet. A cause du gonflement qu'elle subit, elle ne peut être retirée que par la bouche.

La dilatation progressive par cette méthode est assez bien supportée; on peut placer une seconde laminaire plus volumineuse au bout de quelques jours. Dans l'intervalle, pour conserver le résultat acquis, Corradi introduit par le même procédé un tube de gomme souple ou de caoutchouc épais qui permettra de fermer de temps à autre la canule, pour habituer le malade à respirer par le larynx. Un tube de caoutchouc amianté analogue à celui des seringues de Roux peut être utilement employé dans ce cas.

Canules dilatatrices. — Ces canules sont destinées à dilater le rétrécissement d'une façon prolongée au moyen de branches qu'elles portent et qui peuvent s'écarter l'une de l'autre par divers mécanismes; on ne doit pas les confondre avec les canules simplement conformatrices, qui s'emploient surtout pour conserver un résultat acquis, soit par la dilatation, soit par la laryngo-fissure.

Une des canules dilatatrices les plus anciennes est la *canule* à *ailettes de Lefort*. Elle a un intérêt rétrospectif qui nous engage à la décrire ici.

Elle se compose de trois parties :

1° Un tube court trachéal, portant sur sa convexité une fenêtre, et, de chaque côté de la fenêtre, perpendiculairement au tube, deux tiges métalliques (ailettes), destinées à être introduites dans le larynx de bas en haut;

2° Un tube trachéal long, jouant le rôle de canule interne, fenêtré comme le précédent;

3° Un tube creux et fenêtré, de façon à permettre la respiration, s'introduisant dans la fenêtre des deux tubes précédents et jouant le rôle de mandrin entre les deux ailettes qu'il écarte l'une de l'autre à mesure qu'on l'enfonce dans la direction du larynx.

La dilatation du larynx se fait dans le sens transversal avec cet instrument.

La *canule à ailettes de Stoerk* se compose d'une canule à trachéotomie fenêtrée largement. Dans cette fenêtre s'introduisent, sur une monture spéciale, deux demi-cylindres, à extrémités arrondies, destinés au larynx. L'écartement de ces deux tiges semi-cylindriques formant ailettes est obtenu au moyen d'une vis; il se fait dans le sens transversal.

La *canule à ailettes de Schroetter* est à peu près semblable à celle de Stoerk, avec cette seule différence que l'écartement des ailettes se fait dans le sens antéro-postérieur.

La mise en place de ces canules est très simple; on introduit d'abord la canule trachéale; puis, à travers sa fenêtre, on introduit les ailettes rapprochées, dont la monture se fixe à la plaque de la canule. Il suffit ensuite de tourner la vis pour régler l'écartement.

A côté des canules dilatatrices, nous devons mentionner l'*instrument de Holden*, sorte de canule bivalve, formée de deux minces lames d'argent qui s'introduisent dans la glotte par une incision de la membrane crico-thyroïdienne. Deux prolongements extérieurs, réunis par une charnière, permet-

— 57 —

tent d'écarter les deux lames et de dilater ainsi la glotte. Cet instrument est trop faible pour dilater un rétrécissement fibreux, mais l'idée pourrait en être appliquée à un instrument plus robuste.

Canules laryngo-trachéales ou canules en T. — Les canules en T, appelées aussi canules à cheminée par les Allemands, se composent essentiellement de deux parties :

Un tube trachéal ordinaire fenêtré ;

Un tube laryngien plus court, s'engageant dans la fenêtre du premier. Ce tube laryngien est fenêtré lui-même, en face de la lumière du tube trachéal, pour permettre la respiration. On peut, en obstruant l'orifice externe, faire respirer le malade par le larynx. C'est pour cette raison qu'on les a appelées *canules à double courant.*

La *canule de Billroth* et celle de *Güssenbauer* sont en caoutchouc durci. Gussenbauer a placé dans la canule laryngienne deux lames vibrantes pouvant produire un son, ce qui constitue, en somme, un larynx artificiel.

Fig. 3. — Canule laryngo-trachéale.

La *canule de Stoerk* est en métal; elle porte un obturateur sur l'extrémité supérieure du tube laryngien, pour empêcher les aliments de passer dans le tube au moment de la déglutition.

Suivant les auteurs, ces canules subissent de petites variations de construction. C'est ainsi que la canule laryngienne peut s'introduire la première, et alors le tube trachéal passe à travers la fenêtre qu'elle porte (Wegener, de Ponthière). En général, c'est la disposition inverse qui est choisie.

Ou bien encore le tube laryngien vient reposer par une demi-plaque sur la canule trachéale, à laquelle il s'ajuste (Boulay)

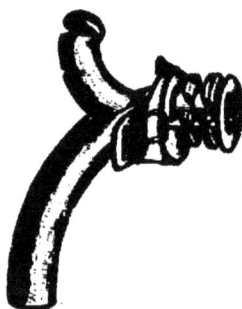

Pour favoriser l'introduction, quelques-unes de ces canules portent à l'extrémité de leur tube laryngien un obturateur monté sur un mandrin flexible. Quand la canule est introduite, ou refoule le mandrin en haut et on le retire par la bouche avec l'obturateur (canule de de Ponthière, de Bruns).

Dans la canule de Bruns, le tube laryngien est articulé, ce qui lui permet de s'adapter mieux aux inflexions du rétrécissement.

La *canule de Lüning* mérite d'être signalée d'une façon particulière. Le tube trachéal est analogue à celui de toutes les canules fenêtrées, mais il peut livrer passage à une série de tubes laryngiens de différents volumes. Ces tubes sont cylindriques inférieurement, puis prennent insensiblement la forme triangulaire à base postérieure et à angles arrondis pour s'adapter à la forme de la glotte. On peut donc, à l'aide de ces tubes, faire de la dilatation progressive dans les rétrécissements déjà élargis.

Jacobson a employé dans un cas un type de canule tout à fait spécial ; c'est, en somme, une canule en T, dont le tube trachéal est supprimé ; c'est donc une canule laryngienne à introduction rétrograde. Si l'on obture l'orifice externe, le malade peut respirer par les voies naturelles.

Toutes ces canules s'introduisent dans le larynx après une dilatation ou une laryngo-fissure; elles ont pour but de maintenir le résultat acquis par l'une ou l'autre de ces interventions. Elles permettent au malade de respirer à volonté par le larynx ou par la trachée. Ce sont des canules de calibrage.

Suppression du rétrécissement.

OPÉRATIONS ENDOLARYNGÉES. — Dans certains cas où les rétrécissements sont peu serrés ou peu étendus en hauteur, on a pu les sectionner avec succès ou extirper plus au moins complètement une cloison membraneuse formant diaphragme, en manœuvrant simplement par la bouche.

Delore, de Lyon (1864), incisait les adhérences membraneuses des cordes au moyen du lithotome simple du Frère Côme.

Langenbeck a pu sectionner des brides fibreuses avec un long ténotome recourbé.

Eysell, introduisant un ténotome entre les cartilages du larynx, a pu, en se guidant avec le laryngoscope, sectionner une adhérence des cordes vocales, consécutive à une plaie du cou.

Elsberg, dès 1874, se servait du galvanocautère laryngien pour inciser des brides fibreuses.

Nous ne pouvons décrire ici les multiples instruments inventés par les différents auteurs pour opérations endolaryngées; parmi ces appareils, aussi nombreux que variés, quelques-uns peuvent rendre de réels services pour permettre d'inciser une bride, de perforer une membrane, d'enlever une languette fibreuse ou de supprimer une adhérence constituée. Ceux qui seront le plus utiles dans les cas qui nous intéressent sont : le bistouri à lame cachée, les pinces emporte-pièce agissant dans différents sens et surtout la pince agissant dans le sens vertical. On n'a que l'embarras du choix au milieu de l'arsenal laryngologique moderne. Signalons, entre tous, le dilatateur à lame tranchante et cachée de Whister. Cet instrument, qui se manœuvre à l'aide du laryngoscope, incise le rétrécissement en même temps qu'il en commence la dilatation.

En général, le galvanocautère nous semble peu indiqué pour l'incision d'une sténose, et moins encore pour sa destruction à cause de la rétractilité considérable que possèdent les cicatrices produites par ces cautérisations; il a l'avantage de ne pas occasionner d'hémorragie, comme cela arrive avec la pince coupante et surtout le bistouri. Sokolowski a signalé une hémorragie grave à la suite de l'emploi de cet instrument.

Le spéculum dilatateur des cordes vocales et élévateur de

l'épiglotte de Dionisio pourra peut-être rendre service dans certains cas.

L'emploi des opérations endo-laryngées sera très utile dans les rétrécissements membraneux, comme certains rétrécissements congénitaux, par exemple. Il pourra donner, seul ou combiné avec la dilatation, des guérisons rapides et durables.

ÉLECTROLYSE. — L'électrolyse est une méthode peu employée pour le traitement du rétrécissement du larynx; la seule observation que nous ayons rencontrée est celle des D⁰˙ Boulay et Boulai, communiquée au Congrès de 1900. Le résultat remarquable obtenu par ce procédé est propre à encourager les tentatives dans ce sens. Le côté ennuyeux de la méthode est qu'elle nécessite un outillage compliqué.

Boulay emploie comme *électrode active* laryngienne une forte aiguille en platine iridié, montée sur un support isolant, ayant la forme de tous les instruments laryngiens. La partie non utilisée de l'aiguille est enduite de paraffine pour préserver les tissus qui pourraient venir à son contact.

Le *courant* est emprunté à une batterie galvanique à grande surface, donnant 2 ampères et 70 volts. Il doit être gradué et mesuré d'une façon parfaite pour éviter la secousse galvanique qui pourrait être dangereuse. Dans ce but, les appareils employés étaient le rhéostat continu au graphite à grande résistance de Lenondowski, et le galvanomètre apériodique de d'Arsonval-Gaiffe.

Le pôle actif doit être le pôle négatif, qui donne une eschare molle et non rétractile.

L'opération est pratiquée de la façon suivante : après cocaïnisation du larynx et du pharynx, le malade maintenant lui-même sa langue, l'aiguille, reliée au pôle négatif, est introduite dans le larynx, sous le contrôle du miroir, et enfoncée en plein tissu de sténose, sur une profondeur de 4 à 5 millimètres. L'électrode positive est formée par une large plaque de métal, recouverte de peau et imprégnée d'eau salée, sur laquelle le malade appuie la main droite.

On fait passer le courant en l'augmentant lentement, en l'espace de dix à douze secondes, jusqu'à 3 à 4 milliampères. La durée du séjour de l'aiguille est de deux à trois minutes en moyenne. On peut faire deux et parfois trois applications en des points différents dans une même séance.

La production abondante de salive est très gênante et force le malade à déglutir pendant que l'aiguille est en place; c'est surtout cet inconvénient qui oblige à interrompre le courant. La douleur est minime, quoique très désagréable.

Les séances sont renouvelées tous les huit ou dix jours.

Ce mode de traitement a été appliqué sur un jeune homme de dix-neuf ans, trachéotomisé depuis l'âge de trois ans et ayant subi de nombreuses tentatives de décanulation, après cautérisation, ablation de tissus fibreux à l'emporte-pièce, dilatation par des procédés divers, toujours sans résultat. Le rétrécissement, de 4 à 5 millimètres de diamètre, s'étendait depuis les bandes ventriculaires jusqu'à la région sous-glottique.

Dès la huitième séance d'électrolyse, la glotte était déjà beaucoup plus perméable. Au bout d'une vingtaine de séances environ, la canule trachéale put être supprimée.

Un pareil résultat est tout à l'éloge du procédé qui pourra être essayé avec succès dans des cas analogues.

L'électrolyse est donc un moyen précieux, comme le dit Boulay, à ajouter à la liste des méthodes de traitement des rétrécissements laryngés.

Jurasz conseille le traitement à l'électrolyse pour les synéchies du voile du palais.

Tout récemment encore, Stecht a préconisé son emploi pour un rétrécissement de la portion inférieure du pharynx masquant presque complètement le larynx. Grünwald recommande, pour des cas de ce genre, soit l'électrolyse à l'aiguille, soit l'électrolyse linéaire.

Il nous semble que, dans des cas analogues, l'*électrolyse linéaire* pourrait être essayée: elle serait d'un emploi plus commode et plus rapide. L'électrolyseur, pouvant être construit souple ou rigide, pourrait s'introduire soit par la voie trachéale, soit par la voie buccale ; la partie active de l'instrument pourrait être orientée à volonté sur les points destinés à être attaqués sans danger pour le squelette cartilagineux du larynx. C'est là une simple hypothèse que nous émettons, n'ayant aucune expérience de l'emploi de cette forme d'électrolyse; mais, après les résultats signalés par de nombreux auteurs dans le traitement des rétrécissements de l'urètre, de l'œsophage, du pharynx, cette hypothèse nous semble très légitime.

OPÉRATIONS PAR VOIE EXTERNE. — Certains rétrécissements sont rebelles à toutes les tentatives de dilatation lente ou rapide par les différents procédés que nous venons d'exposer. Les uns, après s'être laissé dilater jusqu'à un certain degré, sont tellement résistants ensuite qu'il devient impossible de les dilater davantage ; les autres se laissent dilater facilement, au point qu'on peut passer les plus gros numéros des tubes de Schroetter ; mais, aussitôt l'agent dilatateur enlevé, les tissus extrêmement élastiques reprennent leur place, et la dilatation reste, en somme, inutile.

C'est pour ces cas rebelles, souvent impossibles à traiter avec succès par la voie endo-laryngée, qu'on a songé à se faire jour directement sur les tissus sténosés, à travers les cartilages du larynx. Nous n'avons pas à étudier la valeur des différents procédés employés pour ouvrir le larynx, pas plus que leur manuel opératoire. La méthode la plus employée aujourd'hui et la plus pratique est celle de la laryngo-fissure. C'est celle dont nous nous occuperons seulement.

LARYNGO-FISSURE. — La laryngo-fissure, ouverture médiane verticale du larynx, peut se limiter à l'incision du cartilage thyroïde seul (thyrotomie), ou comprendre l'incision du thyroïde et du cricoïde (laryngotomie totale ou laryngo-fissure proprement dite). Cette opération, conseillée par les anciens, puis par Desault, fut pratiquée rarement vers la fin du XVIII° siècle, puis dans la première moitié du XIX° siècle par différents chirurgiens pour des affections autres que celle qui nous occupe. C'est Dolbeau, Lefort, Richet qui semblent avoir pratiqué les premiers cette opération pour rétrécissement fibreux du larynx. Semon, Seifert, Sokolowski, Lüning, Hjort, Rackowitch, Dundas Grant, Spicer, Navratil, Kümmel, Baumgarten, Kuttner, Jaboulay, Castex, Rochet et Garel, Hahn, Landgraff, Stable, Chiari, Schmiegelow, etc., y ont eu recours avec des succès différents pour des sténoses fibreuses invétérées.

Nous ne pouvons nous étendre sur le manuel opératoire de cette intervention, mais nous insisterons sur certains points particuliers à l'extirpation des rétrécissements.

Avant l'opération. — Doit-on pratiquer l'anesthésie générale pour l'extirpation d'un rétrécissement fibreux du larynx par laryngo-fissure? Chez l'enfant, la réponse n'est pas douteuse : le chloroforme est indispensable.

Chez l'adulte, certains auteurs, redoutant l'anesthésie générale, ont conseillé l'emploi de l'anesthésie locale par le procédé d'infiltration de Schleich, combiné avec l'attouchement de la muqueuse du larynx avec des solutions fortes de cocaïne. Nous pensons que le chloroforme administré par un aide prudent, donnera beaucoup plus de tranquillité à l'opérateur et lui permettra d'agir plus vite, plus complètement et plus sûrement. Certains opérateurs, en plus de l'anesthésie générale, touchent la muqueuse laryngienne à la cocaïne forte pour diminuer les chances de réflexe et diminuer l'hémorragie; cette manœuvre nous semble inutile.

La plupart des malades qu'on opère pour une sténose chronique du larynx sont trachéotomisés antérieurement; la question de la trachéotomie préliminaire ne se pose donc que rarement. A ce sujet, les auteurs ne sont pas d'accord: les uns préfèrent la trachéotomie faite quelques jours auparavant, pour habituer le malade au port de la canule et diminuer le shock opératoire. Cette conduite semble plus prudente; néanmoins, actuellement, on a tendance à faire l'ouverture des voies aériennes en une seule séance; on fait la trachéotomie basse immédiatement avant de commencer l'incision du larynx, ou bien on prolonge cette incision jusqu'à la trachée, et on place une canule dans la partie inférieure de l'incision. On aura soin, avant d'ouvrir l'arbre aérien, de faire l'hémostase préliminaire.

La canule de Trendelenbourg n'est pas indispensable; un bon tamponnement de la trachée à la gaze, au-dessus de la canule, suffira à empêcher le sang de pénétrer dans les voies aériennes. La position de Rose empêche cette pénétration, mais elle a l'inconvénient de favoriser l'écoulement sanguin.

Pendant l'opération. — Si l'examen laryngoscopique a fait reconnaître une sténose limitée en hauteur, il sera inutile de faire la laryngo-fissure complète; on pourra se contenter d'une laryngotomie partielle, soit une thyrotomie si le rétrécissement siège haut, soit une cricotomie s'il est dans la région sous-glottique inférieure. Von zur Müllen, dans un cas de ce genre, s'est contenté de prolonger par en haut l'incision trachéale à travers le cricoïde. Cette manœuvre a une certaine importance au point de vue de l'intégrité de la voix.

Souvent, après l'écartement des deux ailes du thyroïde, si la muqueuse s'est laissé décoller, on tombe sur des tissus pathologiques, où il est impossible de trouver le moindre point de repère pour savoir ce qu'on doit enlever ou laisser. Dans ces cas, nous pensons qu'il vaut mieux inciser sur la ligne médiane les tissus mous et prolonger l'incision en haut ou en bas jusqu'à ce qu'on trouve la muqueuse saine, qui, elle, donnera un point de repère et permettra de limiter l'intervention strictement au tissu pathologique, en ménageant les cordes si elles ne sont pas atteintes.

Les instruments tranchants, bistouri, ciseaux, pinces emporte-pièce, sont les instruments préférables à employer pour l'extirpation du tissu fibreux. Le thermo ou le galvano-cautère vont lentement, gênent la vue par les modifications qu'ils font subir aux tissus, et risquent de provoquer des eschares occasionnant un nouveau rétrécissement.

Si l'instrument tranchant a l'inconvénient de faire saigner, il a l'avantage de limiter son action au point que l'on veut. Il est facile d'arrêter le sang avec des tampons imbibés, au besoin d'eau oxygénée.

Si le rétrécissement était circonscrit et bien limité en hauteur, l'idéal serait, après avoir enlevé le tissu fibreux, de faire glisser la muqueuse sus et sous-jacente au rétrécisse-ment et d'en suturer les deux lèvres. Cette manœuvre serait difficile à cause de l'adhérence de la muqueuse et de sa friabilité, mais non impossible dans un cas favorable; elle aurait toute chance d'empêcher le retour d'un rétrécissement ultérieur.

C'est pour suppléer à cette absence de muqueuse qu'on a imaginé le procédé d'autoplastie dont nous parlerons tout à l'heure.

Il est important de suturer aussi exactement que possible les deux parties du thyroïde pour l'intégrité de la fonction vocale, surtout si la glotte n'est pas lésée.

Après l'opération, la question du pansement, de la sur-veillance de la plaie pour l'empêcher de se rétracter et de reproduire un rétrécissement, est extrêmement importante.

En général, on tamponne la région opérée avec une mèche de gaze iodoformée pour arrêter l'écoulement sanguin; cette mèche est retirée soit par une fissure laissée dans l'espace thyro-cricoïdien à cet effet, soit par la partie supérieure de la plaie trachéale, immédiatement au-dessus de la canule.

D'autres auteurs préfèrent introduire immédiatement dans le larynx un tube destiné à calibrer le canal aérien et à empê-cher la sténose de se reproduire. Divers instruments peuvent être employés à cet usage :

Un *tube à intubation ordinaire,* qui pourra ultérieurement

3

être extrait par voie buccale (Bokay). On court le risque de voir rejeter prématurément ce tube et de ne pouvoir le replacer que très difficilement ou aux dépens des sutures cartilagineuses.

Une *canule en T laryngo-trachéale.* C'est surtout pour cet usage qu'ont été inventées ces sortes de canules que nous avons décrites précédemment à propos de la dilatation. Les unes sont faites en caoutchouc durci (Billroth), les autres en métal. Toutes sont destinées à assurer la respiration par le larynx ou la trachée, à volonté, et à empêcher par le tube laryngien la reproduction du rétrécissement.

Ces appareils, pour bien s'accommoder au larynx auquel ils sont destinés, doivent presque être construits spécialement avec le diamètre et la courbure voulus pour chaque cas particulier. Comme la canule laryngienne fait corps avec la canule trachéale qui la fixe, et comme le larynx est un organe mobile, les parties cruentées sont incessamment irritées par le frottement du tube. Le résultat avec ces canules n'est pas toujours aussi bon qu'on se croyait en droit de l'espérer.

Une *canule en verre de Mikulicz,* canule longue, cylindrique dans toute son étendue, prismatique en haut quand son emploi nécessite qu'elle remonte jusqu'à la glotte. Cette canule présente sur sa longueur une légère incurvation à concavité postérieure, pour épouser la forme du canal laryngo-trachéal. A sa partie antérieure est soudée perpendiculairement une tige de verre solide et large, qui sert à l'introduction et qui sert de moyen de fixité en venant reposer sur la partie inférieure de la plaie trachéale. Cette canule doit être placée immédiatement après la laryngo-fissure, soit deux ou trois jours plus tard, au moment du premier pansement. Il est nécessaire, pour cela, que la plaie trachéale soit d'une assez grande longueur. La canule, enduite de vaseline stérile, est introduite le bout supérieur le premier, jusqu'à ce que l'extrémité inférieure soit à la hauteur de l'orifice trachéal; on refoule alors tout l'instrument dans le canal aérien et on le laisse redescendre dans la trachée, jusqu'à ce que le manche de verre vienne reposer sur l'extrémité inférieure de la plaie. La canule peut rester longtemps en place sans provoquer de réaction (Kümmel). Gleitsmann conseille de l'enlever et de la nettoyer tous les deux ou trois jours. Les malades peuvent apprendre sans trop de difficulté à enlever et à remettre leur canule eux-mêmes. Ce procédé a été employé plusieurs fois depuis son invention en 1888 et a donné quelques résultats très satisfaisants (Kümmel, Gleitsmann, Thost). Kümmel lui reproche comme inconvénient la possibilité de la fracture du manche ou de la canule. Les fragments peuvent blesser la muqueuse trachéale ou même tomber dans les voies aériennes. Les grandes dimensions de la canule font qu'on est souvent obligé d'agrandir la plaie trachéale, en partie soudée, lorsqu'on veut la retirer.

Un tube de caoutchouc à parois épaisses et résistantes. — Boulay conseille les tubes en caoutchouc amianté qui servent pour les injections de sérum et sont souples et résistants. Ils peuvent se stériliser à l'eau bouillante, s'adaptent parfaitement aux parties sur lesquelles ils séjournent sans les irriter.

La partie inférieure du tube est taillée en biseau sur une longueur de 2 ou 3 centimètres, ce qui permet de la couder et de la faire sortir par le sommet de la plaie trachéale, immédiatement au-dessus de la canule. On la fixe par un fil attaché au cou ou fixé à la peau par du collodion.

Ce tube conformateur du larynx doit rester assez longtemps en place, au moins un mois, jusqu'à ce que la plaie soit épidermisée. Quand on l'a retiré, on doit surveiller le larynx pendant quelque temps pour parer à une récidive ou à un spasme.

Une canule trachéale faisant dilatateur. — Dans un cas que nous avons observé, avec le Dr Castex, chez une femme de trente ans porteuse d'un rétrécissement sous-glottique serré, la sténose fut largement incisée en plusieurs sens, après la thyrotomie, et bourrée avec un tampon de gaze iodoformée. Au premier pansement, la gaze fut retirée et remplacée par une canule trachéale volumineuse, introduite, dans l'espace crico-thyroïdien et pénétrant à travers la sténose ainsi dilatée. Au bout de quelques semaines, la canule fut retirée, la malade n'éprouvant plus aucune gêne respiratoire. On fit quelques séances de dilatation avec les tubes de Schroetter; le résultat fut excellent. La voix revint beaucoup plus forte qu'avant l'intervention, mais encore un peu voilée.

Nous avons revu récemment cette opérée, quatre ans après la laryngo-fissure. Elle dit ne plus éprouver de gêne dans la respiration, bien qu'elle s'essouffle encore assez facilement en montant un escalier. Sa voix a toujours un timbre grave, mais est à peine voilée. L'inspiration fait entendre un léger bruit de cornage. A l'examen laryngoscopique, on trouve la corde gauche qui a été intéressée dans l'opération remplacée par un bourrelet rouge, fixe, légèrement bosselé, accolé à la paroi externe. La corde droite nacrée, très mobile, se déplace pour aller jusqu'au bourrelet pendant la phonation. Dans la région sous-glottique, on aperçoit une légère saillie blanchâtre, brillante, d'aspect tendineux, s'étendant circulairement à tout le pourtour du larynx, mais limitant un espace très large, allongé dans le sens antéro-postérieur. C'est le vestige de l'ancien rétrécissement qui semble avoir acquis son maximum de rétraction. Depuis quatre ans, s'il avait dû se rétracter davantage, ce serait déjà fait. En somme, malgré la présence de cette petite saillie fibreuse, les bons résultats qui ont suivi l'intervention se sont maintenus, et il ne semble pas qu'on ait à redouter de récidive actuellement.

Pansement. — Certains opérateurs, comme Von zur Müllen, préfèrent ne mettre aucun tamponnement dans le larynx après la laryngo-fissure et n'y introduisent aucun tube conformateur. Il vaut mieux, d'après eux, si le suintement sanguin post-opératoire n'est pas considérable, s'abstenir de tout pansement intra-laryngien et de toute canule. Ces objets jouent le rôle de corps étranger et ne font qu'irriter la plaie et retarder la guérison. Les plaies du larynx sont particulièrement sensibles aux irritations de ce genre et réagissent par une prolifération abondante de bourgeons charnus. Ces granulations retardent la formation de l'épithélium et augmentent les chances de récidive de la sténose. Si on laisse la plaie à elle-même, dans les cas où cela est possible, elle s'épidermise rapidement et ne nécessite aucun pansement ni soin particulier. On se contente seulement de surveiller le point où se trouvait le rétrécissement, et, si l'on remarque une tendance à la récidive, on a recours de suite à la dilatation. Le même auteur conseille, lorsque cela est possible et quand le malade peut être surveillé de très près, après l'opération, de supprimer d'emblée la canule et de suturer la plaie trachéale immédiatement après la plaie laryngienne.

Cette conduite, appliquée maintenant dans les cas de laryngo-fissure ou de trachéotomie pour corps étrangers (Moure), est certainement favorable à une guérison rapide; mais, pour les cas de rétrécissements fibreux opérés, elle demande une surveillance très étroite du malade.

Von zur Müllen a opéré de cette façon une jeune fille de dix-huit ans, ayant un rétrécissement cicatriciel assez prononcé. Après l'intervention, il ne mit aucun pansement intra-laryngien et supprima la canule trachéale au bout de deux jours, quand il se fut assuré qu'un gonflement inflammatoire de la muqueuse n'était plus à redouter. Le résultat fut excellent et la guérison très rapide, sans récidive du rétrécissement. Il est vrai qu'on se trouvait en présence d'une membrane cicatricielle peu épaisse.

Dans certains cas de rétrécissement récidivant, on peut laisser le larynx se cicatriser à l'air libre, en surveillant et tamponnant directement la plaie intra-laryngienne, de façon à empêcher la récidive de la sténose (Jaboulay). On ferme alors le larynx plus tard par une autoplastie. Ce procédé n'a pas donné de résultats bien brillants : la cicatrisation est fort longue; on n'est autorisé à l'employer que dans les cas de rétrécissement invétéré et récidivant.

Les résultats de la laryngo-fissure ne sont pas toujours très satisfaisants; souvent on est obligé de faire ultérieurement de longues séances de dilatation pour empêcher le retour du rétrécissement, où bien le malade est condamné à porter pendant de longs mois une canule ou un tube pour maintenir le résultat acquis. Quels que soient les soins consécutifs et le mode de pansement employé, il est des sténoses qui ont toujours tendance à se reproduire. Pour éviter cette reproduction de tissu fibreux rétractile, on a eu recours à divers artifices opératoires que nous allons passer en revue maintenant.

Greffes de Thiersch. — Gersuny, en 1893, a eu l'idée de recouvrir les parties cruentées, après l'ablation d'un rétrécissement fibreux du larynx, au moyen de greffes de Thiersch. Le résultat de son opération ne fut pas parfait, car, à la suite, l'expiration pouvait bien se faire par les voies naturelles, mais l'inspiration était impossible. Alapy a été plus heureux chez un enfant de quatre ans porteur d'un rétrécissement serré du larynx, suite de diphtérie et de tubage, et ayant subi déjà une fois la laryngo-fissure. Dans une seconde intervention, Alapy pratiqua une longue incision médiane trachéo-laryngienne, excisa les tissus de cicatrice sur une hauteur de 1 centimètre environ, et remplaça les parties enlevées par un lambeau épidermique enlevé à la partie supérieure de la face interne de la cuisse. Un cylindre de gaze fut introduit dans le larynx et fixé avec deux points de suture provisoires pour maintenir la greffe en place. Le huitième jour, le tampon fut enlevé : la greffe avait pris ; on introduisit une canule en T, et la plaie extérieure du larynx fut recousue. Résultat excellent. Guérison.

Ce procédé a été employé encore par Lénart, chez un homme opéré de papillomes multiples, dans le but de prévenir une sténose cicatricielle. Herczel y a eu recours aussi pour un enfant porteur d'un rétrécissement.

En somme, c'est un procédé qui pourra rendre service dans certains cas donnés; il mérite d'être employé plus fréquemment.

AUTOPLASTIE. — Lorsque la perte de substance est très considérable, ou lorsqu'on craint une récidive d'un rétrécissement grave, on pourra insérer dans le larynx, si les cartilages sont sains, un lambeau de peau emprunté à la région voisine et qui sera destiné à remplacer la muqueuse absente. Glück a fait chez une femme tuberculeuse et syphilitique une sorte d'évidement complet du larynx, en laissant la coque cartilagineuse qu'il a tapissée ensuite avec des lambeaux de peau suturée d'une part à la muqueuse pharyngée, d'autre part à la muqueuse trachéale. Le résultat fut satisfaisant; à la longue, la peau greffée prend un aspect muqueux mou et lubrifié. Le même procédé pourrait s'employer pour remplacer la perte de substance provenant de l'extirpation de parties sténosées.

C'est surtout dans les cas où la sténose s'accompagne de pertes de substance du squelette que les tentatives d'autoplastie ont été faites au moyen de lambeaux cutanéo-périostés et osseux, par Schimmelbusch, Lardy, König, Bier, etc., ou encore avec des fragments de cartilages accompagnés de leur périchondre et de la peau qui les recouvre; les fragments cartilagineux peuvent être empruntés au thyroïde (König), à un cartilage costal (Mangoldt, Niehues).

Schimmelbusch emprunta son lambeau osseux au sternum. Photiadès et Lardy firent leur prise sur la clavicule. Glück insère parfois un corps étranger résistant comme un fragment d'ivoire, par exemple, entre deux lambeaux cutanés. Tous ces auteurs ont eu des succès par ces procédés différents; leurs tentatives sont donc très encourageantes pour l'avenir.

Que deviennent les fragments de tissu osseux ou cartilagineux ainsi transplantés? Quelques-uns se résorbent en grande partie, d'autres s'éliminent par suppuration, d'autres persistent. Même ceux qui s'éliminent peuvent être utiles en assurant momentanément la forme de l'organe et en aidant à la production d'un tissu fibreux, plus ou moins résistant, qui pourra empêcher l'affaissement des tissus mous. Gravitz a eu l'occasion d'examiner, à l'autopsie, une opérée de Bier, plusieurs mois après l'opération, qui avait consisté à transplanter de grands lambeaux cartilagineux et osseux, empruntés au sternum et aux côtes, pour combler une vaste perte de substance du cricoïde et de la trachée. Le calibre du larynx et de la trachée a été trouvé normal. Au niveau du cricoïde, la perte de substance est comblée, dans une étendue de 8 à 10 millimètres, par du tissu fibreux cicatriciel, dans lequel on retrouve quelques restes microscopiques du cartilage implanté, avec, dans leur voisinage, du tissu cartilagineux hyalin, semblant de nouvelle formation. Les parties osseuses ont complètement disparu. En certains points, notamment sur la partie fibreuse cricoïdienne, la muqueuse trachéale semble en voie de régénérescence.

A côté de ces opérations autoplastiques, nous devrons signaler la résection large des points stricturés, qu'on sera autorisé à faire quand les premières n'auront pas donné de résultat ou n'auront aucune chance de succès.

Résection partielle du larynx. — Cette opération a été pratiquée pour la première fois, croyons-nous, par Heine, en 1873, pour une périchondrite sclérosante et ossifiante du larynx de nature probablement syphilitique. La sténose ayant résisté à de nombreuses tentatives de dilatation, Heine fit une résection sous-périchondrique d'une grande étendue des cartilages thyroïde et cricoïde, sur la partie antéro-latérale; il put ensuite placer une canule conformatrice et, enfin, un larynx artificiel de Gussenbauer.

Dans certains cas graves, cette résection sous-périchondrique des cartilages n'est pas suffisante à empêcher la sténose (Jaboulay); dans d'autres, il y a une oblitération complète de la région sous-glottique, vouée aux récidives ou se prêtant mal à l'autoplastie. C'est dans ces conditions qu'une résection transversale complète d'une partie du larynx se trouve autorisée. Glück et Zeller ont réglé expérimentalement la technique de cette intervention. Dans un premier temps, la trachéotomie basse est pratiquée entre l'isthme du corps thyroïde et la fourchette sternale. Le deuxième temps consiste à réséquer transversalement le cricoïde et la partie supérieure de la trachée sténosée, jusqu'à ce que la face antérieure de l'œsophage soit libérée, aiñsi que le moignon trachéal inférieur. Dans le troisième temps, on mobilise la trachée, on l'attire en haut, et on suture exactement ce conduit à la partie supérieure du larynx restant en place. La guérison est généralement rapide.

Küster a le premier pratiqué sur l'homme cette opération très logique et dont les résultats sont rapides et durables.

Extirpation du larynx. — Lorsque les multiples procédés que nous venons de décrire ont échoué ou semblent impraticables, il semble logique d'abandonner le malade à lui-même avec sa canule trachéale lui assurant la respiration.

Dans certains cas cependant, lorsque le malade le réclame, sera-t-on autorisé à faire une extirpation du larynx de façon à pouvoir placer un larynx artificiel et rendre la parole au malade? Krause et Jaboulay ont tranché la question par l'affirmative. Dans le cas de Krause, il s'agissait d'un larynx syphilitique avec chondrite et périchondrite et nécrose du côté gauche de l'organe.

L'extirpation fut faite et entraîna la mort.

Le malade de Jaboulay avait un rétrécissement syphilitique infecté du larynx. La suppuration avait amené des fistules intarissables de la région périlaryngée et des ganglions périhyoïdiens. Le rétrécissement avait été traité par la dilatation, la laryngo-fissure, la résection sous-muqueuse, mais en pure perte. Devant l'inutilité et l'inefficacité des méthodes conservatrices successivement employées pendant deux ans, après une trachéotomie faite d'urgence pour des accidents asphyxi-

ques, le chirurgien lyonnais se décida à pratiquer la laryngotomie totale, y compris l'épiglotte. L'organe enlevé fut
remplacé par un larynx artificiel, d'un modèle spécial, permettant au malade de causer et ne gênant pas la déglutition.

Étant donné le pronostic encore sérieux de laryngotomie
totale, il nous semble que cette opération n'est pas justifiée
par une sténose, même complète, du larynx, si cette sténose
n'est pas compliquée de lésions suppuratives des cartilages ou
d'autres lésions. On devra tenter, au préalable, des résections
partielles. Pour un rétrécissement non compliqué, même incu-
rable, ce serait, à notre avis, acheter bien cher, de la part du
malade, le plaisir de pouvoir causer avec un larynx artificiel.
D'autant plus qu'avec le tube de Glück à phonation pharyn-
gienne, s'adaptant sur une canule à trachéotomie, on peut
obtenir une voix très suffisante dans la pratique.

Après cet exposé des différentes méthodes employées pour
le traitement du rétrécissement fibreux du larynx, il est évident qu'on devra, dans un cas donné, commencer le traitement par les moyens les plus simples et les moins dangereux
en les combinant les uns avec les autres, suivant les cas en
présence desquels on se trouvera. On ne devra arriver aux
interventions chirurgicales sérieuses qu'après échec des tentatives de dilatation ou d'opération endo-laryngée.

Nous ne pouvons passer en revue les indications pour
chaque cas particulier, mais nous allons simplement voir
dans quelles conditions générales une méthode est indiquée
de préférence à une autre.

Choix du procédé à employer.

En face d'un rétrécissement fibreux du larynx, quelle
devra être la conduite du spécialiste? Il devra, pour adopter
un procédé de traitement, tenir compte de la nature du rétrécissement au point de vue étiologique, de son siège et surtout de son étendue.

NATURE DU RÉTRÉCISSEMENT. — Les causes de rétrécissement ne peuvent influencer la thérapeutique que dans certains cas donnés. Nous les avons étudiées en partie au traitement palliatif, du moins en ce qui concerne des rétrécissements d'origine lépreuse, tuberculeuse ou lupique.

En face de ces deux dernières affections, doit-on purement être abstentionniste, comme le recommandent certains auteurs? Nous ne le pensons pas.

Le *lupus* du larynx peut se trouver très favorablement influencé par un traitement local, consistant en dilatation par les tubes de Schroetter et attouchements avec des topiques divers; on ne devra donc pas se borner à la trachéotomie pure et simple, comme le recommande Mygind dans le cas de sténose d'origine lupique.

Dans les rétrécissements cicatriciels, suite d'ulcération *tuberculeuse*, on ne devra pas oublier le conseil de Moritz Schmidt, qui empêche d'intervenir d'une façon trop précoce par la dilatation. Mais, si le larynx est très rétréci, s'il coexiste des lésions très limitées en période d'activité, et si l'état des poumons le permet, peut-être sera-t-on autorisé à pratiquer une laryngo-fissure qui supprimera, en même temps que le rétrécissement, les lésions laryngiennes, et permettra au malade d'être débarrassé de sa canule à trachéotomie au bout d'un temps relativement court.

Dans ce cas, ce ne sera pas la sténose fibreuse qui indiquera l'intervention, mais la lésion tuberculeuse qu'on entreprendra de guérir.

Les résultats obtenus par le traitement chirurgical de la tuberculose laryngée peuvent encourager à marcher dans cette voie; mais ici nous nous garderons bien de généraliser, la conduite à tenir devant être dictée par chaque cas particulier. En présence d'une sténose fibreuse simple sur un larynx antérieurement tuberculeux, la laryngo-fissure est plutôt contre-indiquée.

Le *sclérome* avec rétrécissement cicatriciel est très différemment traité suivant les auteurs. C'est une affection que nous avons trop rarement l'occasion de voir en France pour que nous puissions nous y arrêter longtemps. Les uns, avec les Schroetter, Schulter, Wolkowitsch, Becker, Lennox Brown, Urunuela, Masséi, Lacoarret, Kümmel, Kuttner, Ebstein, Koschier, Secretan, Kobler, Egidi, Bokay, Delavan, Baumgarten, Dionisio, Poli, Nicolaï, Lénart, Flatau, préfèrent la dilatation, soit avec les bougies de Schroetter, soit avec les tubes d'O'Dwyer, avec ou sans trachéotomie. Les autres, comme Navratil, Castex, Pieniazek, Sokolowski, Bukowski, Kijewski, Szepanowicz, Obalinski, Serbreny, Poliak, Gradenigo, préfèrent, dans les cas tant soit peu invétérés provoquant de la sténose, un traitement plus énergique, consistant dans la laryngo-fissure, l'extirpation des parties malades et, ultérieurement, la dilatation, si cela devient nécessaire. D'autres, comme Chiari, Heindl, n'admettent la laryngo-fissure et la cure radicale que dans des cas réellement graves.

Le *rétrécissement fibreux d'origine syphilitique* ne comporte d'indication spéciale, après insuccès du traitement spécifique, qu'autant qu'il s'accompagne de suppuration et de fistules par périchondrite. Dans ce cas, on songera d'emblée aux interventions laryngées par voie externe, on réséquera les cartilages malades, et on en profitera pour enlever les tissus fibreux ou cicatriciels. Les opérations autoplastiques pourront être indiquées en même temps; elles ne donnent pas toujours de brillants résultats à cause du mauvais terrain sur lequel on les fait, ou à cause de la mauvaise qualité des tissus employés, déjà touchés par une suppuration ou une sclérose antérieure (cas de Garel, cité par Sargnon; cas de Jaboulay).

DEGRÉ, SIÈGE ET ÉTENDUE DU RÉTRÉCISSEMENT. — Ces conditions pourront faire naître des indications thérapeutiques parfois différentes, suivant qu'on aura affaire à un adulte ou à un enfant.

Chez l'adulte. — Il sera facile d'apprécier au laryngoscope le siège et le degré du rétrécissement ; au besoin, l'exploration avec une sonde ou une bougie olivaire pourra être pratiquée soit par la voie buccale, soit par la voie trachéale, si la trachéotomie est faite. L'épaisseur d'un rétrécissement pourra encore être appréciée d'une façon approximative par un procédé ingénieux signalé par Kraus. On examine le malade au laryngoscope, dans une chambre obscure, en lui plaçant une lampe électrique un peu forte au-devant du larynx. Le plus ou moins de transparence des parties sténosées pourra faire conclure à une plus ou moins grande épaisseur du rétrécissement. Kraus a pu se rendre compte ainsi, qu'un diaphragme laryngien paraissant mince à son centre, avait une épaisseur considérable à son point d'insertion sur la paroi laryngée.

Au point de vue du *siège*, on peut distinguer des rétrécissements sus-glottiques, glottiques et sous-glottiques. Les deux premiers seront, en général, facilement accessibles par la voie endo-laryngée et susceptibles d'être traités soit par la section au bistouri, soit par le galvanocautère, instrument dont il faudra user prudemment, bien qu'il ait donné des résultats satisfaisants à plusieurs opérateurs, par les pinces coupantes ou emporte-pièce. Après la section ou la destruction du rétrécissement, il sera bon de faire quelques séances de dilatation pour en empêcher le retour.

Les rétrécissements sous-glottiques seront moins facilement accessibles aux intruments laryngiens. Cependant, s'ils sont peu épais et purement membraneux, on pourra essayer de les traiter de la même façon, en insistant surtout sur le tubage ou la dilatation, par le procédé de Schroetter, avec ou sans incision préalable.

Le *degré* du rétrécissement les fera distinguer d'une façon approximative en rétrécissements peu serrés et rétrécissements serrés pouvant aller jusqu'à l'occlusion complète.

Pour les rétrécissements peu serrés, laissant un espace

suffisant pour permettre la respiration sans crises asphyxiques graves, on pourra se contenter de la dilatation sans trachéotomie, soit avec les tubes de Schroetter, soit avec les tubes d'O'Dwyer, modifiés ou non. Pour les rétrécissements serrés, on devra faire la trachéotomie si elle n'est déjà faite, et alors le traitement variera suivant qu'on se trouvera en présence d'un rétrécissement épais ou mince.

Le rétrécissement membraneux *mince* pourra être dilaté rapidement avec les écarteurs à branches divergentes, avec section ou non du rétrécissement, suivant qu'il sera plus ou moins facilement accessible. La dilatation pourra être continuée et menée au maximum assez rapidement avec les tubes de Schroetter, la dilatation intermittente de courte durée pouvant être suffisante en la circonstance.

Si le rétrécissement serré est étendu en hauteur, on sera obligé de procéder plus lentement, car les tissus se laisseront dilater avec beaucoup plus de difficulté; on essaiera d'abord la dilatation avec les mandrins métalliques, et, s'ils ne peuvent passer, la dilatation avec les bougies en gomme à demeure, puis le procédé de Corradi par les laminaires. On reviendra ensuite aux mandrins ou à la dilatation permanente avec les bougies de Schroetter ou les canules dilatatrices.

Si l'on n'arrive pas à une dilatation suffisante de cette façon, ou si le rétrécissement dilaté est très élastique et se resserre rapidement, on tentera la destruction des tissus sténosés au moyen de l'électrolyse, ou bien on aura recours d'emblée à la laryngo-fissure. Cette méthode elle-même ne sera pas toujours radicale : il sera bon souvent d'y adjoindre un procédé autoplastique (greffe de Thiersch, greffe cutanée, ou parfois, si le squelette cartilagineux est atteint, greffe osseuse ou cartilagineuse, ou résection d'un segment du larynx). Une fois la plaie endo-laryngée épidermisée, il sera nécessaire de recourir parfois à la dilatation pour empêcher la récidive.

Dans les occlusions complètes du larynx, il faudra s'assurer, au moyen de sondes ou de l'éclairage par transparence, si l'occlusion est simplement membraneuse, ou si elle est épaisse. Dans le premier cas, on perforera la membrane à l'aide d'un bistouri spécial ou du galvano, et on procédera à la dilatation comme dans le cas de rétrécissement membraneux mince. Dans le second, il faudra avoir recours d'emblée à la laryngo-fissure et à la résection large de tous les tissus sténosants.

Chez l'enfant, le traitement sera différent du traitement de l'adulte, en ce sens que les manœuvres endo-laryngées au moyen des instruments spéciaux seront impossibles ou nécessiteront l'emploi du chloroforme, ce qui augmentera de beaucoup la difficulté. En revanche, l'emploi du tubage par la méthode d'O'Dwyer sera beaucoup plus facile que chez l'adulte et sera la méthode dilatatrice de choix quand le rétrécissement aura atteint un certain calibre.

Pour amener le larynx au calibre nécessaire, on emploiera la méthode des mandrins dilatateurs (Boulay, Garel), ou, au préalable, la méthode de Corradi par les sondes et les laminaires.

Le procédé d'Egidi par la divulsion nous semble moins indiqué; il traumatise davantage le larynx et les résultats n'en sont pas plus rapides que par les autres procédés.

La laryngo-fissure et les diverses opérations laryngées par voie externe trouveront une indication, chez l'enfant comme chez l'adulte, après insuccès de la dilatation ou d'emblée pour des sténoses complètes ou très étendues. D'après Boulay, si, au bout d'un an de pratiques diverses de dilatations, on n'a pas de résultat, il n'y a pas grand'chose à attendre de cette méthode, et on doit recourir à la laryngo-fissure sans trop tarder. En effet, chez l'enfant un larynx qui ne fonctionne pas ne subit pas le développement normal qu'il devrait avoir; il reste atrophique, et si on attend trop longtemps pour rendre à l'organe ses fonctions, il risque de demeurer insuffisant pour toujours, même si plus tard on arrive à lui rendre sa perméabilité.

SURVEILLANCE ULTÉRIEURE. — Les *rétrécis* du larynx, adultes ou enfants, mais particulièrement ces derniers, doivent être suivis pendant longtemps après la guérison, même dans les cas où cette guérison semble le plus sûrement obtenue. En effet, les tissus fibreux dilatés ou les tissus de nouvelle formation qui se sont substitués à eux restent sujets à la rétraction, et il faudra parfois, à de longs intervalles, faire quelques séances de dilatation pour maintenir les résultats acquis. De plus, ces tissus s'infiltrent et s'œdématient facilement, surtout chez les enfants; à l'occasion d'un rhume, d'une coqueluche, d'une affection intercurrente quelconque, ils peuvent se tuméfier de nouveau et occasionner une sténose aiguë, nécessitant un tubage ou une trachéotomie. Souvent les accès de dyspnée laryngée, survenant au cours d'une maladie générale, seront le premier indice d'un rétrécissement congénital ou acquis ancien, passé jusqu'alors inaperçu; on en a signalé d'assez fréquentes observations.

CONCLUSIONS

En somme, la méthode qui domine tout le traitement des sténoses fibreuses laryngées est celle de la dilatation, mais elle a le gros inconvénient d'être fort longue et de nécessiter souvent des prodiges de patience de la part du malade et de la part du médecin. Lorsque le patient ne peut se soumettre aussi longtemps au traitement, lorsqu'on redoute un insuccès de la méthode, il est très légitime de proposer d'emblée la laryngo-fissure, qui permettra d'avoir ordinairement un bon résultat, beaucoup plus rapidement et sans grand risque, le pronostic opératoire de cette intervention permettant de la considérer comme bénigne à l'heure actuelle. Les nombreuses observations dont nous avons trouvé la relation dans la littérature médicale, les cas que nous avons pu voir nous-même nous permettent cette conclusion.

Le résultat de cette intervention n'est pas toujours aussi brillant qu'on s'était cru en droit de l'espérer tout d'abord ; néanmoins, avec le perfectionnement des méthodes opératoires et particulièrement des procédés de greffe ou d'autoplastie, on arrivera à le rendre meilleur. Telle qu'elle est pratiquée actuellement, cette opération permettra ordinairement de gagner beaucoup de temps dans le traitement des sténoses fibreuses du larynx et d'avoir souvent des résultats très satisfaisants.

Entre la dilatation avec ses lenteurs et la laryngo-fissure un peu radicale peut-être et n'excluant pas, dans certains cas, de longues périodes de calibrage, vient se placer la méthode endo-laryngée par les instruments coupants divers, le galvano et l'électrolyse. Ce dernier procédé trouvera, à notre avis, son indication dans des cas assez nombreux où la dilatation n'aura donné ou ne fera entrevoir que peu de résultats, et devra souvent être employé avant la laryngo-fissure.

BIBLIOGRAPHIE

Nous signalons d'une façon particulière deux études auxquelles nous avons fait plusieurs emprunts :

Sargnon. — Tubage et trachéotomie en dehors du croup chez l'enfant et chez l'adulte (Thèse de Lyon, 1890).

Boulay. — Les sténoses sous-glottiques et leur traitement (*Journ. des Praticiens*, 1901).

Alapy. — Ueber die Einpflangung eines Hautloppens nach Tiersch zur Heilung schwerer Stenosen des Kehlkopfes und der Luftröhre (*Centralbl. f. Chir.*, 1900, n° 52, p. 1313).

Alet. — Report of case of laryngeal stenosis (*Pediatrics*, juin 1901).

Anderson. — Un cas d'enlèvement difficile de canule. Intubation (*Journ. of laryngol. and rhinol.*, 1890, n° 5).

Ardenne. — Périchondrite suppurée primitive et extraction du cartilage thyroïde (*Rev. hebdom. de laryngol.*, mai 1901, p. 619).

Asch (Morris). — Sténose du larynx traitée par la divulsion et la dilatation (Assoc. amér. de laryngol, 1901, New-York, mai 1897).

Aubin — Hérédo-syphilis du larynx (Thèse de Paris, 1900).

Audubert. — Laryngopathie tertiaire (Soc. franç. de laryngol., 1893).

Barbera (Faustino). — L'intubation historique. Manuel opératoire, accidents consécutifs (Valence, 1897).

Baron. — Obstruction du larynx due à une membrane (Soc. de laryngol. de Londres, 13 mai 1898).

Baudran. — Contribution à l'étude des ulcérations laryngées consécutives au tubage (Thèse de Paris, 1897).

Baudri. — Thèse de Paris, 1864.

Baumgarten. — Chronische Kehlkopfst traum. Ursprung. Decanul. nach 2 Jahren. Laryngo-fissure und Intubation. Heilung (*Wiener med. Presse*, 1900, n° 47).

Bayer. — Sur un cas d'occlusion presque totale de l'espace sous-glottique et de la trachée due à une néoformation survenue sur une ancienne cicatrice trachéale; guérison (LXXI° Réunion des naturalistes et médecins allemands, 1899, sect. de laryngol., *Monats. f. Ohrenheilk.*, nov. 1899).

Bell. — Fracture du cartilage thyroïde (*New-York med. Record*, 28 mars 1896).

Bergengrün. — Ein Beitrag zur Kenntniss des Kehlkopfslepra (*Archiv f. Laryngol.*, 1894, Band II, Heft 1, p. 15).

Bergengrün. — Zur œtiol. des Kehlkopfgeschwüre bei Typhus abd. (*Archiv f. Laryngol.*, 1895, Band III, Hefte 1 et 2, p. 85).

Bergengrün. — Ein Kehlkopfdiaphragma (*Archiv f. Laryngol.*, Band IV, p. 107).

Bermutz. — Rétrécissement syphilitique du larynx (cité par Duret, *Archiv. gén. de méd.*, 1876, p. 591).

Bevan. — On scalds of the Larynx (*Dublin quart. Journ.*, 1869).

Boeckel. — Rétrécissement du larynx (cité par Gentil, Thèse de Strasbourg).

Bokay. — Sténose syphilitique du larynx (*Prager med. Wochens.*, 1892, n° 48).

Bokay. — Application de l'intubation à la pratique infantile en dehors de la diphtérie (*Méd. inf.*, 15 nov. 1897).

Bokay. — Beitrage zur Lokalbeh. der im Gef. der Intub. entstandenen Geschw. des Kehlkopfes (*Deuts. med. Wochens.*, 21 nov. 1901, p. 817).

Bonain. — Intubation pendant 300 heures en 22 jours (Soc. franç. de laryngol., 1898).

Bonain. — Observation de laryngotyphus avec rétrécissement (*in* Thèse Sargnon).

Bonain. — Rétrécissement syphilitique du larynx (*in* Thèse Sargnon, p. 307).

Botey. — Syphilis tardive du larynx (Congrès de Rome, 1894).

Boulay. — Sténoses sous-glottiques et leur traitement (*Journ. des praticiens*, 1901).

Boulay. — Des rétrécissements sous-glottiques observés à la suite du tubage (XII° Congrès de méd. de Moscou, 1897).

Boulay et Boulai. — Rétrécissement laryngé traité par l'électrolyse (XIII° Congrès de Paris 1900, sect. de laryngol., p. 54).

Bowlby. — Nécrose du larynx consécutive à la fièvre typhoïde (Soc. de laryngol. de Londres, nov. 1895).

Bronner. — Pachydermie diffuse du larynx (Soc. de laryngol. de Londres, 14 nov. 1894).

Bruns. — Diaphragme sus-glottique congénital (*Archiv f. Laryngol.*, 1895, Band I, Heft 1, p. 21).

Burger. — Un cas de lupus primitif du larynx traité par les bougies de Schroetter (Soc. néerland. de laryngol., juin 1900, in *Monats. f. Ohrenheilk.*, 1900, p. 316).

Capart. — Laryngosténose; dilatation (Acad. de méd. de Belgique, 1880).

Casselbery. — Intubation du larynx, etc. (Soc. oto-laryngol. suisse, 30 mai 1895).

Castex. — Du rhinosclérome (Paris, 1892).

Castex. — Sur la région sous-glottique (*Bull. de laryngol.*, 30 juin 1898).

Cavasse. — Fractures laryngo-trachéales (Thèse de Paris, 1850).

Chappel. — Nouvelle canule trachéale (Acad. de méd. de New-York, 24 nov. 1897).

Charnal. — Thèse de Paris, 1859.

Chassaignac. — Périchondrite typhique du thyroïde. Rétrécissement (Soc. de chir., 1850).

Chiari. — Syphilis héréditaire du larynx (*Archiv f. Kinderh*, 1892).

Chiari. — Sténose laryngée traitée par le tubage. (*Allg. Wiener med. Zeits.*, 6 nov. 1891).

Chiari. — Intubation dans les sténoses laryngées non diphtériques (*Wiener klin. Wochens.*, 28 juin et 5 juillet 1891).

Cisneros. — Laryngotomie inter-crico-thyroïdienne (*Siglo med.*, 29 déc. 1891).

Codd. — Sténose syphilitique du larynx (*British med. Journ.*, 30 mai 1896).

Cognes. — Du cornage chez l'homme (Thèse de Paris, 1871).

Collinet. — Malformation du larynx chez un trachéotomisé ancien (Soc. franç. de laryngol., mai 1900).

Concetti. — De l'abcès laryngo-péritrachéal chez les enfants (*Rev. hebdom. de laryngol.*, 1900, t. I, p. 173).

Corradi. — *Gaz. des sciences méd. de Venise*, 1895.

Corradi. — *Archiv. ital. di otol.*, février 1897.

Croly. — Brûlure du larynx (*British med. Journ.*, 1856).

Cyr. — Anatomie pathologique des rétrécissements de la trachée (Thèse de Paris, 1868).

Damieno. — A propos d'un cas de sténose hypoglottique par gomme syphilitique (*Archiv. ital. di laryngol.*, 1897, fasc. 3.)

Delavan. — Tubage dans les sténoses chroniques du larynx (*Med. News*, 19 mars 1898).

Delon. — *Gaz. hebdom.*, 1861.

Desverine Galdos. — Fracture laryngo-trachéale; fusion des cordes vocales (*Ann. de l'Acad. de méd. de la Havane*, mai 1888).

Dionisio — Rhinosclérome (*Archiv. ital. di laryngol.*, 1891, fasc. 3, p. 103).

Dionisio. — Emploi de tubes à paroi percée pour l'intubation du larynx (*Sem. méd.*, 1901, p. 423).

Donaldson. — Sténose sous-glottique (Soc. de laryngol. de Londres, 13 oct. 1895).

Donaldson. — Sténose sous-glottique, dilatation (*Ass. laryngol. amer.*, Washington, sept. 1898).

Downie. — Quatre observations de lésions vocales résultant de l'absorption d'ammoniaque (*Glasgow med. Journ.*, janv. 1901).

Durand. — Croup, trachéotomie, bourgeons au niveau du cricoïde (Soc. des sciences méd. de Lyon, déc. 1880).

Durand. — Contribution à l'étude du lupus du larynx (Thèse de Paris, 1900).

Duret. — Sur les rétrécissements et les déformations du larynx (*Archiv. gén. de méd.*, 1876, p. 578 et 715).

Ebstein. — Sclérome des voies aériennes supérieures (Soc. vienn. de laryngol., nov. 1896).

Ebstein. — Sclérome des voies aériennes supérieures, février 1897.

Ebstein. — Occlusion complète de la partie inférieure du larynx (Soc. vienn. de laryngol., 2 juin 1898).

Ebstein. — Sclérome des voies aériennes supérieures (Soc. vienn. de laryngol., 10 janv. 1901).

Egidi. — Trachéotomie pour syphilis laryngée (*Bollet. della soc. Lancisiana*, 2 juin 1888).

Egidi. — Traitement des sténoses laryngées chez les enfants après tubage et trachéotomie (IIIᵉ Congrès de la Soc. ital. de laryngol., 28 oct. 1897).

Egidi. — Contribution à la statistique des abcès péritrachéolaryngés chez les enfants (IIIᵉ Congrès de la soc. ital. de laryngol., 28 oct. 1897).

Egidi. — Laryngofissure dans le traitement du sclérome laryngé Discussion) (IVᵉ Congrès de la soc. ital. de laryngol.).

Eischberg. — Ulcération syphilitique du larynx; sténose (*Lancet*, 1886).

Eklund. — Ablation difficile de canule trachéale; tubage (cité par Sargnon).

Elsberg. — Rétrécissement syphilitique du larynx (*Amer. Journ. of syphiligr.*, 1874).

Eysell. — Adhérence des cordes vocales; intervention (*Dictionn. de méd. prat.*, art. *Larynx*).

Félix. — Observations de lèpre du larynx (*Ann. des mal. de l'oreille*, avril 1900, p. 317).

Ferroud. — Thèse de Lyon, 1891.

Flatau. — Pachydermie laryngée (Soc. laryngol. de Berlin, 15 juillet 1802).

Foendel. — De la résection et la suture de la trachée (*Klin. Wochens.*, 1897, p. 125).

Poltanek. — *Jahrb. Kinderheilk.*, 1892.

Frænkel. — Périchondrite laryngée (Soc. méd. de la Char., Berlin, *in Lyon méd.*, 8 avril 1889).

Freudenthal. — Cas de rhinosclérome (Acad. de méd. de New-York, 1897).

Froin. — Traitement du croup (*Presse méd.*, 13 avril 1901).

Galatti. — Ueber Narbenstrict. nach Intub. (Leipzig, 1896).

Gampert. — Difficulté d'ablation de canule; tubage, deux observations (*Rev. mensuelle des mal. de l'enfance*, janv. 1890).

Ganghofner. — Beh. d. croup. diphth. larynxsten. mit Intub. meth. (*Jahrb. f. Kinderh.*, 1890, Band XXX, p. 328).

Garel. — Syphilis laryngée (*in* Thèse de Sargnon, p. 376, 378, 400, 406, 420).

Garel et Coignet. — Sténose syphilitique du larynx (*in* Thèse de Sargnon, p. 363).

Garré. — Lupus de l'entrée du larynx, ablation (*Beitr. z. klin. Chir. von Bruns.*, n° 6, p. 210).

Gauthier. — Traitement de la syphilis laryngée et en particulier des sténoses syphilitiques par le tubage (Thèse de Lyon, 1890).

Gavino. — Traitement de la tuberculose du larynx (Congrès de Moscou, 1897).

Gelesaroff. — Contribution à l'étude des rétrécissements du larynx consécutifs aux plaies par instrument tranchant (Thèse de Montpellier, 1897-1898).

Gentit. — Des causes empêchant l'ablation de la canule après trachéotomie (Thèse de Strasbourg, 1868).

Gersuny. — Canule trachéale (*Wiener klin. Wochens.*, 1900, p. 533).

Giraudeau. — Laryngite syphilitique tertiaire (*Ann. des mal. de l'oreille*, 1882, p. 77).

Gluck. — Chirurgie moderne du larynx (XIII° Congrès de méd., 1900, section de laryngol., p. 173).

Goris. — Soc. belge d'oto-laryngol., juillet et nov. 1897.

Goris. — Résultats immédiats et éloignés de la thyrotomie (XIII° Congrès de méd., 1900, section de laryngol., p. 136).

Gouguenheim. — Rétrécissement cicatriciel du larynx d'origine syphilitique (*Ann. des mal. de l'oreille*, 1889, p. 308).

Gouguenheim. — Laryngite syphilitique tertiaire (*Ann. des mal. de l'oreille*, 1887, p. 92, et 1892, p. 54).

Gouguenheim et Guinard. — Traitement chirurgical du lupus du larynx (*Ann. des mal. de l'oreille*, août 1897, p. 1).

Gradenigo. — Laryngofissure dans le sclérome laryngien (IV° Congrès de la Soc. ital. de laryngol., *in Ann. des mal. de l'oreille*, avril 1900, p. 385).

Grant (Dundas). — Sténose laryngée (Soc. de laryngol. de Londres, 8 mai 1895).

Grawitz. — Sur la régénération de la muqueuse du larynx (*Deuts. med. Wochens. Vereins Beilage*, 1900, p. 195).

Grünwald. — Électrolyse dans le traitement des sténoses du pharynx (Soc. laryng. de Munich, janv. 1901, *in Monats. f. Ohrenheilk.*, avril 1901, p. 175).

Hahn. — Statistique de vingt-quatre cas d'opérations sur le larynx (XVII° Congrès de la Soc. chir. allem., Berlin, 1888).

Halles. — Intubation extraordinaire (*New-York med. Rev.*, 9 fév. 1895).

Hansenn (Tage). — Laryngotyphus, rétention de canule (*Centralbl. f. Laryngol.*, 1886, p. 53).

Hartmann. — *Traité de chirurgie de Duplay.*

Haushalter. — Fièvre typhoïde avec complications laryngées (*Rev. hebdom. de laryngol.*, août 1901, p. 237).

Havilland Hall. — Sténose du larynx (Soc. de laryngol. de Londres, 8 nov. 1893).

Hecht. — Sténose syphilitique du pharynx (Soc. oto-laryngol. de Munich, janv. 1901, in *Monats. f. Ohrenheilk.*, avril 1901, p. 172).

Heindl. — Sur le traitement du rhinosclérome ou sclérome (*Ann. des mal. de l'oreille*, juillet 1800, p. 83).

Heine. — Res. des Kehlkopfs bei Laryngost. (*Archiv f. klin. Chir.*, mars 1876).

Hénocque. — Des fractures du larynx (*Gaz. hebdom.*, 1868).

Herczel. — Opération d'une sténose cicatricielle du larynx chez un enfant de trois ans (Soc. méd. des hôpit. de Budapest, oct. 1900, in *Monats. f. Ohrenheilk.*, 1901, p. 333).

Hering. — *Ann. des mal. de l'oreille*, 1882, t. IX, p. 55 et 141.

Heymann. — Des indications actuelles de la trachéotomie dans le croup (Thèse de Paris, 1897).

Heymann (P.). — Atrophie syphilitique du larynx (Soc. de laryngol. de Berlin, 3 nov. 1893).

Heymann (P.). — *Handbuch der Laryngol.* Vienne, 1898.

Hjordt. — Sténose laryngée consécutive à la fièvre typhoïde (*Norks. mag. f. laryngol.*, 1876, p. 477).

Hoffmann. — Adhérence des deux cordes inférieures (*Monats. f. Ohrenheilk.*, mai 1885).

Holden. — Congrès de Washington, 1888.

Hope. — Obstruction du larynx; extraction d'une portion de la corde vocale (*New-York med. Journ.*, 28 déc. 1895).

Horteloup. — Thèse d'agrégation, 1869.

Hubbard. — Un cas de sténose laryngo-trachéale multiple (*Journ. of the amer. med. Assoc.*, 25 nov. 1899).

Hutchinson. — Brûlure du larynx (*Med. Times and Gaz.*, août 1861).

Illberg. — Ablation définitive de canule trachéale (Soc. laryngol. de Berlin, janv. 1893).

Isala. — Laryngosténose grave avec lésion laryngée gommeuse; périchondrite du larynx (Congrès de la Soc. ital. de laryngol., oct. 1899; ib., avril 1900, p. 382).

Isambert. — *Ann. des mal. de l'oreille*, 1875.

Jaboulay. — Sténose syphilitique du larynx (Thèse Sargnon, p. 300).

Jaboulay. — Rétrécissement post-trachéotomique (Thèse de Sargnon, p. 471).

Jaboulay. — Extirpation totale du larynx pour rétrécissements (*Bull. de l'Acad. de méd. de Paris*, séance du 22 oct. 1901).

Jacob. — Laryngite syphilitique hyperplasique (*Lancet*, 1897).

Jacobson. — Zur Frage von der mecan. Behandl. der laryxstén. (*Archiv f. klin. Chir.*, 1895, t. XXXI, p. 761).

Jacobson. — Sténose membraneuse sous-glottique (*Journ. of laryngol.*, 1895, n° 8).

Jamesson. — Brûlure du larynx (*Dublin quart. Journ.*, 1848).

Joel. — Fracture du larynx (*Münch. med. Wochens.*, 1895, n° 13).

Kanthach. — Ulcération syphilitique du larynx (Soc. de laryngol. de Londres, 13 nov. 1895).

Kenefick. — Intubations répétées pour sténose du larynx (Acad. de méd. de New-York, section de laryngol., déc. 1899).

Kijewski. — Sur la laryngo-fissure (*Archiv f. Laryngol.*, 1893, Band III, Hefte 1 et 2).

Kobler. — Sclérome du larynx (Soc. imp. roy. des méd. de Vienne, 26 janv. 1894).

König. — Guérison d'une fistule de la paroi antérieure de la trachée (*Berliner klin. Wochens.*, 21 déc. 1895, n° 51, p. 1129).

König. — Autoplastie pour perte de substance étendue de la trachée (XXVI° Congrès de la Soc. allem. de chir., 24 avril 1897).

Koschier. — Sclérome et tuberculose du larynx (*Wiener klin. Wochens.*, 1896, n° 92).

Koschier. — Sténose post-diphtérique du larynx (Soc. de laryngol. de Vienne, nov. 1900, in *Monats. f. Ohrenheilk.*, janv. 1901, p. 40).

Kraus. — Diaphragme congénital du larynx (*Allg. Wiener med. Zeit.*, 1900, n° 9.)

Krause. — Périchondrite syphilitique (Soc. de méd. de la Charité, Berlin, in *Lyon méd.*, 8 avril 1889).

Krause. — Extirpation de la moitié gauche du larynx et de la paroi antérieure de l'œsophage; restitution plastique (*Deuts. med. Wochens.*, 1900, n° 33).

Kümmel. — Traitement des rétrécissements du larynx et de la trachée (Dissert. inaug., Breslau, 1895).

Kümmel. — Éléphantiasis du larynx (*Rev. hebdom. de laryngol.*, fév. 1901, p. 234).

Kümmel. — Traitement des rétrécissements du larynx et de la trachée par des canules de verre d'après Mikulicz (*Archiv f. Laryngol.*, 1896, Band IV, Heft 1, p. 72).

Kuttner. — Corlite vocale inférieure hypertrophique (*Recueil de mémoires offerts au Prof. Fränkel*, n° 19).

Kuttner. — Larynx syphilitique (Soc. de laryngol. de Berlin, 4 fév. 1898).

Labus. — Il cath. e la dilat. mecan. nelle sten. della larynge (*Ann. univ. di med. e chir.*, Milan, 1876, p. 97).

Lacoarret. — Laryngite hypertrophique sous-glottique (*Ann. de la policlin. de Toulouse*, avril et mai 1894).

Lambert Lack. — Rétrécissement du larynx consécutif à la diphtérie traité par la dilatation (Soc. de laryngol. de Londres, juin 1900, in *Ann. des mal. de l'oreille*, 1901, p. 196).

Landgraf. — Sténose laryngée d'origine syphilitique (*Berliner klin. Wochens.*, 1888, p. 35).

Lefferts. — Indications du tubage (Congrès de Berlin, 1890, p. 653).

Lénart. — Guérison d'un cas de corslite vocale inférieure hypertrophique récidivée (Soc. hongr. de laryngol., oct. 1898, in *Ann. des mal. de l'oreille*, 1899, p. 410).

Lénart. — Transplantation cutanée de Thiersch sur la muqueuse du larynx et de la trachée (Soc. hongr. de laryngol., 1899, in *Ann. des mal. de l'oreille*, août 1901, p. 150).

Lennox Brown. — *Traité des mal. du larynx*, 1899.

Lermoyez et Griner. — Nécrose du cricoïde (*Ann. des mal. de l'oreille*, janv. 1897).

Lewy (A.). — Granulome du larynx et de la trachée chez les malades trachéotomisés pour œdème aigu du larynx (*Archiv f. Laryngol.*, 1901, Band XI, Heft 3, p. 407).

Löwy. — Sur un cas de tubage du pharynx (*Monats. f. Ohrenheilk.*, 1901, p. 205).

Lublinski. — Rétrécissement des voies aériennes (Soc. de méd. de Berlin, 15 juin 1887).

Lüning. — Die Lar. und Trach. sten. im Verlauf des Abd. typh. und ihre ch. Behandlung (*Archiv klin. Ch.*, Berlin, 1884, XXX, p. 225 et 533).

Mackenzie. — *Path. Transactions*, 1870, p. 58.

Maisonneuve. — Rétrécissement du larynx par fracture, cité par Hénocque (*Gaz. hebdom.*, 1868).

Malfilâtre. — Contribution au traitement des laryngosténoses, après la trachéotomie, par le cathétérisme (Thèse de Paris, 1885-1886).

Malinowski. — Sténose syphilitique du larynx et de la trachée (*Gaz. Lekarska*, nov. 1888).

Marsh. — Sténose cicatricielle du larynx (Midland med. Soc., *in British med. Journ.*, 25 avril 1906).

Marshall. — Syphilis tertiaire du larynx (*Archiv. méd. belges*, fév. 1890).

Martin. — Nécrose partielle du cricoïde due au séjour prolongé d'une sonde œsophagienne (Soc. anat. de Paris, janv. 1808).

Mary. — Rétrécissement des voies aériennes (Thèse de Paris, 1865).

Masini. — Una nova thyrect. par larynge sotto glottico (*Gaz. degli ospit.*, 1900, p. 147).

Masséi. — Un cas de sténose sous-glottique (*Archiv. ital. di laringol.*, avril 1882, p. 61).

Masséi. — Un cas de sténose hypoglottique (1er Congrès de la Soc. ital. de laryng., oct. 1892).

Masséi. — Pachydermie du larynx. Sténose syphilitique (cité par Sargnon, p. 309).

Masséi. — Rétrécissement cicatriciel du pharynx et du larynx (cité par Sargnon, 480).

Masséi. — Quatre cas de diaphragme sous-glottique (cité par Sargnon, p. 483).

Masséi. — L'abcès péritrachéo-laryngien chez l'enfant (*Archiv f. laryngol.*, Band V, 1896, p. 56).

Masséi. — A propos d'un cas de lupus du larynx (*Archiv. ital. di laringol.*, n° 7, janv. 1899).

Massél. — Affections parasyphilitiques du larynx (*Ann. des mal. de l'oreille*, 1899).

Massél. — Lésions parasyphilitiques du larynx (*Ann. des mal. de l'oreille.*, janv. 1901, p. 81).

Masson. — Des accidents asphyxiques dans les laryngites syphilitiques (Thèse de Paris, 1875).

Mayer. — Deux cas de sténose du larynx; divulsion (*New-York med. Record*, 27 sept. 1890).

Merrigan. — Sténose post-érysipélateuse (*New-York med. Record*, 6 oct. 1888).

Michel. — Rétrécissement du larynx par déglutition d'acide sulfurique (cité par Duret, *Archiv. gén. de méd.*, I, p. 580, 1875).

Moizard. — Rétrécissement syphilitique du larynx (cité par Masson, Thèse de Paris, 1875).

Monnier. — Contribution à l'étude du sclérome et de son traitement (*Ann. des mal. de l'oreille*, II, p. 56, 1900).

Moreno (Pérez). — Sténose laryngée guérie (Soc. d'otol.-laryngol. de Madrid, 1899; *Ann. des mal. de l'oreille*, p. 618, déc. 1900).

Morestin. — Rétrécissement sous-glottique consécutif à une tentative de suicide par coup de rasoir (*Bull. de laryngol.*, p. 48, 30 mars 1899).

Morestin. — Plaie transversale du larynx; suture hermétique; guérison (*Gaz. des hôpit.*, fév. 1900).

Moure. — Tumeur syphilitique du larynx (Soc. franç. d'otol. et de laryngol., 1889).

Moure. — Leçons sur les maladies du larynx après la trachéotomie (Paris, 1890).

Moure. — Sur les principales causes empêchant la décanulation (Acad. de méd. de Paris et *Rev. de laryngol.*, 1901).

Müllen (A. von zur). — Ein Fall von operat. geheilter subglott. Narbensten. (*Deuts. med. Wochens.*, n° 2, p. 33, 1902).

Muller, Carry et Koch. — Sténose sous-glottique par plaie du cou (Soc. des sciences méd. du grand-duché de Luxembourg, 23 avril 1893).

Mygind. — Lupus vulgaire du larynx (*Archiv f. Laryngol.*, Band X, Heft 1, p. 131, 1900).

Nanoth. — Méthode d'extraction de canule chez les trachéotomisés à la suite de fièvre typhoïde (*Il Morgagni*, août 1893).

Navratil. — Deux cas de sténose laryngée syphilitique (Soc. hongroise de laryngol., 1894).

Navratil. — Trois cas de sténose du larynx (Soc. hongroise de laryngol., 25 oct. 1897).

Navratil. — Sclérome du larynx (Soc. hongroise de laryngol., 24 fév. et 3 mai 1898).

Navratil. — Sténose laryngée syphilitique (Soc. hongroise de laryngol., oct. 1898; *Ann. des mal. de l'oreille*, oct. 1890, p. 417).

Navratil. — Résection du larynx pour cancer; guérison (Soc. hongroise de laryngol., 1890; *Ann. des mal. de l'oreille*, août 1901, p. 137).

Navratil. — Trachéotomie datant de dix-huit ans; granulations trachéales (Soc. hongroise de laryngol.; *ibid.*, 1899, p. 164, 1901).

Navratil. — Sténose laryngée par périchondrite syphilitique (Soc. hongroise de laryngol., 1899).

Navratil. — Cordite vocale inférieure hypertrophique (Soc. hongroise de laryngol., 1900).

Navratil. — Sclérome laryngé (Soc. hongroise de laryngol., mars 1900).

Navratil. — Traitement opératoire du sclérome (XIIIe Congrès de médecine, section de laryngologie, p. 31, 1900).

Nélaton. — Société de chirurgie, 1886.

Newmann. — Two cases of compl. lar. st. produc. by Wounds of the larynx (British med. Journ., II, p. 616, 1888).

Nicaise. — Rev. de chir., 1891.

Niehues. — Rétrécissement typhique du larynx (LXXIIe réunion des naturalistes et médecins allemands, sept. 1900, in Deuts. med. Wochens, p. 213, 1900).

Nirróli. — Fracture du larynx (Bull. med., 28 août 1901).

Noll. — Séparation de la trachée et du larynx ; sténose laryngée consécutive ; opération (Deuts. Zeits. f. Chir., Band XXVII, Heft. 5).

Norton. — Rétrécissement syphilitique du larynx (Pathologic. Trans., p. 41, 1872).

O'Dwyer. — Tubage dans les sténoses chroniques du larynx (Assoc. méd. brit., Bristol, juillet 1894).

O'Dwyer. — Rétention des tubes laryngés (Archiv of pediatr., juillet 1897).

O'Dwyer. — Sténose congénitale du larynx (Archiv of pediatr., n° 1, p. 1, 1896).

O'Roé. — Intubation chez l'adulte (Assoc. laryngol. amér., New-York, mai 1893).

Petel. — Thèse de Paris, 1879.

Pic. — Sténose syphilitique du larynx, cité par Sargnon, p. 393.

Picqué. — Trachéotomie et dilatation du larynx (Soc. de chir., Paris, 27 déc. 1893).

Piollet. — Section transversale de la membrane thyroïdienne ; suture (Prov. méd., août 1900).

Poli. — Sclérome laryngé (IVe Congrès de la Soc. ital. de laryngol., Ann. des mal. de l'oreille, avril 1900, p. 385).

Polyak. — Sténose laryngée consécutive à une gomme (Pest. med. chir. Presse, n° 8, 1894).

Polyak. — Cordite vocale inférieure hypertrophique (Soc. hongroise de laryngol., 31 mars 1898).

Polyak. — Sténose par laryngite hypoglottique (Soc. hongroise de laryngol., oct. 1898, Ann. des mal. de l'oreille, oct. 1899, p. 410).

Polyak. — Sclérome laryngé primitif (Soc. hongroise de laryngol., 1899, Ann. des mal. de l'oreille, juin 1900, p. 570).

Ponthière (de). — Sténose laryngée totale chronique ; intervention chirurgicale ; guérison (Ann. des mal. de l'oreille, nov. 1900, p. 513).

Powers et G. R. White. — Excision du larynx, six observations inédites et analyse de 300 cas (New-York med. Rec., mars 1895).

Rackowitch. — Laryngo-sténose consécutive à une fièvre typhoïde (*Rev. de chirurgie*, n° 4, avril 1889).

Ranke. — *Journal de Hénocque*, 1870.

Reintje. — Sténose laryngée typhique (Soc. néerl. laryngol., Amsterdam, 28 mai 1897).

Revillod. — Polype après trachéotomie (*Rev. méd. de la Suisse romande*, 20 mars 1891).

Rey. — Étude sur la syphilis trachéale (Thèse de Montpellier, 1875).

Reyher. — Die Laryngostrict. und ihre Heilung durch den kunstlichen Kehlkopf (*Archiv f. klin. Chir.*, mars 1876).

Richardière. — Pathogénie et traitement des spasmes du larynx nécessitant l'intubation prolongée (*Bull. et Mém. de la Soc. méd. des hópit. de Paris*, 9 fév. 1899).

Riedl. — Un cas intéressant de syphilis du pharynx et du larynx (Soc. otol.-laryngol. de Munich, nov. 1901, in *Monats. f. Ohrenheilk.*, déc. 1901, p. 513).

Ripault. — Laryngite hérédo-spécifique chez un homme de vingt-sept ans. Sténose glottique traitée par la dilatation progressive (*Ann. des mal. de l'oreille*, mai 1898).

Reinhard. — Contribution à l'étiologie des rétrécissements cicatriciels de l'ouverture pharyngée de la trompe (*Monats. f. Ohrenheilk.*, juin 1900).

Roger. — Laryngite varicelleuse. Autopsie (*Bull. de la Soc. anat.*, Paris, avril 1897).

Rogers. — Sténose laryngée cicatricielle traitée par l'intubation (New-York, acad. med., in *New-York, med. Record*, 9 janv. 1897).

Rosenberg. — Périchondrite cricoïdienne syphilitique (Soc. de laryngol. de Berlin, 1892 et 20 janv. 1893).

Rosenberg. — Un cas de décanulement difficile (Soc. de laryngol. de Berlin, 10 mars 1893).

Rosenberg. — Diaphragme congénital sus et sous-glottique (*Rev. hebdom. de laryngol.*, 1891).

Rostoshinsky. — Trachéotomie chez un syphilitique du larynx (*Journ. of laryngol.*, 1891, n° 2).

Roux (J.). — Rétrécissement laryngien à la suite de trachéotomie (cité par Duret, *Archiv. gén. de méd.*, 1876, p. 503).

Sajous. — Remarques générales sur l'espace infra-glottique et les sténoses (*British laryngol. and rhinol. Assoc.*, Londres, juillet 1895).

Santi (de). — Soc. de laryngol. de Londres, 13 mai 1898.

Sargnon. — *Archiv. prov. de chir.*, 1899.

Sargnon. — Thèse de Lyon, 1900.

Savyet. — Rétrécissement par fracture du larynx, cité par Hénocque (*Gaz. hebdom.*, 1865).

Scanes Spicer. — Laryngite typhoïde (Soc. de laryngol. de Londres, nov. 1891).

Schaefert. — Préparation anatomo-pathologique d'une sténose, du larynx, de la trachée et des bronches (Soc. oto-laryngol. de Munich, juin 1901, in *Monats. f. Ohrenheilk.*, déc. 1901, p. 512).

Schech. — Sténose grave du larynx (Soc. oto-laryngol. de Munich, juin 1901, *in Monats. f. Ohrenheilk.*, déc. 1901, p. 511).

Scheier. — Intubation du larynx (Soc. de laryngol. de Berlin, 15 juillet 1892).

Scheier. — Indication et technique de la thyrotomie (XIIIᵉ Congrès de méd., 1900, sect. de laryngol., p. 170).

Schieffers. — Un cas de rétrécissement membraneux de la trachée (*Bull. de la Soc. méd. de Varsovie*, 1895, vol. LXXI).

Schieffers. — Sur le traitement des sténoses du larynx, par la méthode de Schroetter (*Bull. de la Soc. méd. de Varsovie*, 1878, vol. LXXIV).

Schieffers. — Un cas de rétrécissement du larynx produit par la perforation d'une corde vocale (*Medycina*, 1879, nᵒ 39).

Schieffers. — Du résultat du traitement mécanique des rétrécissements du larynx (Congrès de Londres, 1881, *in Ann. des mal. de l'oreille*, 1882).

Schieffers. — Zur Technik der Dilatat. bei Larynxsten. (*Wiener med. Presse*, 1882).

Schield. — Fracture du larynx, sténose fibreuse (*Lancet*, 14 nov. 1896).

Schleicher. — Laryngite syphilitique tertiaire (*Ann. des mal. de l'oreille*, 1890, p. 443).

Schmidt (Franz). — Contribution à l'étude des moyens adjuvants pour le diagnostic précoce du typhus abdominal (*Monats. f. Ohrenheilk.*, avril 1901, p. 151).

Schmidt (Moritz). — *Manuel des mal. du larynx*, Berlin, 1897, p. 567 à 571.

Schmiegelow. — Intubation du larynx dans les sténoses aiguës et chroniques (*Monats. f. Ohrenheilk.*, 1892).

Schnitzer. — Pathogénie et traitement de la syphilis laryngienne (*Wiener med. Presse*, 1885, nᵒˢ 15 et 17).

Schroetter. — Ueber die Behandl. der Larynxsten. (*Allg. Wiener med. Zeit.*, 1874, t. I, p, 449).

Schroetter. — Vorlesungen über die Krankh. der Kehlkopfes. Wienn. 1892.

Schroetter. — Étiologie et traitement des sténoses profondes de la trachée (*Deuts. med. Wochens.*, 1901, nᵒ 28, p. 450).

Schroetter (H. V.). — Sur l'évolution du sclérome des voies respiratoires (*Ann. des mal. de l'oreille*, fév. 1896, p. 211).

Schroetter (H. V.). — Sclérome de la trachée (*Ann. des mal. de l'oreille*, mars 1901, p. 221; bibliographie complète du sclérome, p. 285).

Schroetter (H. V.). — Sclérome du larynx (*Monats. f. Ohrenheilk.*, oct. 1901, p. 424).

Schultzen. — Trois cas de sténoses du larynx (*Berlin. klin. Wochens.*, 27 mai 1895).

Secrétan. — Rhinosclérome en Suisse (Congrès de Rome, 1895).

Siefert et Hoffa. — Membrane congénitale interglottique. Laryngo-fissure (*Berlin. klin. Wochens.*, 1888, nᵒ 10. p. 152).

Seild. — Fracture du larynx. Trachéotomie. Thyrotomie. Guérison (*Lancet*, 14 nov. 1896).

Semon. — Sténose syphilitique du larynx (*Journ. of laryngol.*, mars 1891).

Semon. — Un cas de malformation congénitale du larynx (*British med. Journ.*, 1898, p. 1373).

Semon. — Indications of thyrotomy (XIII° Congrès de 1900, sect. de laryngol., p. 123).

Sevestre. — Des spasmes du larynx nécessitant une intervention prolongée (Soc. méd. des hôpit., 23 mars 1899).

Simpson. — Sténose syphilitique du larynx (*New-York med. Journ.*, 22 fév. 1890).

Simpson. — Traitement des sténoses du larynx chez l'adulte (*Med. Record.*, 15 avril 1893).

Simpson. — Intubation chez l'adulte (Acad. de méd. de New-York, sect. de laryngol., janv. 1890).

Sokolowski. — Fracture du larynx avec sténose (*Journ. of laryngol.*, 1889, n° 9).

Sokolowski. — Contribution à la pathologie et au traitement de la laryngite hypertrophique sous-glottique (*Internat. klin. Rundschau*, 1890, n°° 19 et 20).

Solis Cohen. — Rétrécissement cicatriciel du larynx par ulcérations tuberculeuses (*Assoc. laryngol. amer.*, sept. 1888).

Sommerbradt. — Rétrécissement du larynx à la suite de la syphilis (*Jahrb. der Schler. Gesellesch. f. Vaterl. Kult.*, Breslau, 1877-1878, t. LV, p. 243).

Spencer. — Un cas de sténose laryngée (Soc. de laryngol. de Londres, 11 déc. 1895).

Spencer. — Cas de thyrotomie pour laryngite syphilitique tertiaire Soc. de laryngol. de Londres, fév. 1900).

Spencer. — Cas de sténose syphilitique tertiaire du larynx traité par la laryngo-fissure (Soc. de laryngol. de Londres, 1er nov. 1901).

Stepanow. — Un cas de sténose laryngo-pharyngée (Soc. de laryngol. de Moscou, 6 oct. 1890).

Sterling. — Un cas de complications laryngiennes au cours d'une fièvre typhoïde (*La oto-rhino-laringol. española*, juillet 1898).

Stimson. — Sténose laryngienne consécutive à une fracture; intubation (*Med. Record*, 12 mars 1892).

Stoerk. — Kehlkopf Verwachsung (*Wiener med. Wochens.*, 1879, XXIX, p. 1195).

Story. — Fracture du cartilage cricoïde (*New-York med. Record*, 1er mai 1897).

Symonds. — Extirpation de la corde vocale gauche dans un cas de sténose cicatricielle (Soc. de laryngol. de Londres, 9 oct. 1895).

Tanturri (Domenico). — Sur une forme spéciale de lésion para-syphilitique du larynx (*Boll. de mal. dell' orecchio*, 1901, p. 1).

Tichmann. — Rétrécissement du larynx à la suite de fracture, cité par Hénocque (*Gaz. hebdom.*, 1868).

Tilley. — Sténose sous-glottique (Soc. de laryngol. de Londres, 9 déc. 1896).

Tissier. — Complication laryngienne dans la fièvre typhoïde (*Ann. des mal. de l'oreille*, 1897, p. 341).

Trélat. — Sur les indications et les résultats des trachéotomies nécessitées par les affections syphilitiques du larynx et de la trachée (Acad. de méd., 1869).

Trendelenburg. — Beitr. zur den Operat. an den Luftwegen (*Archiv f. klin. Chir.*, 1873, XIII, p. 335).

Trifiletti. — Lésions parasyphilitiques ou post-syphilitiques du larynx (*Archiv. ital. di laryngol.*, ann. XX, fasc. I).

Trumpp. — Le traitement non sanglant des sténoses du larynx au moyen de l'intubation, Deuticke-Vienne, 1900.

Türk. — Klin. der Krankh. der Kehlkopfs, etc. Wienn, 1866.

Urunuela. — Sténose du larynx à la suite de fracture (*Ann. des mal. de l'oreille*, 1900, II, p. 173).

Urunuela. — Indication et technique de la thyrotomie (XIIIe Congrès de méd. 1900, sect. de laryngol., p. 76).

Vedova (Della). — Laryngo-fissure dans un cas d'occlusion laryngée très rare (IVe Congrès de la Soc. ital. de laryngol., 1899; *Ann. des mal. de l'oreille*, 1900, p. 385).

Vergniaud. — Périchondrite aryténoïdienne à la suite de la fièvre typhoïde (*Rev. de laryngol.*, 1er déc. 1891).

Völker. — Sten. des Kehlkopfs nach Tracheot. (*Deuts. Zeits. f. Chir.*, 1878, p. 449).

Waldo. — Intubation chez l'adulte (*British med. Journ.*, 7 avril 1889).

Wagner (Clinton). — Série de cas de thyrotomies opérées durant ces vingt dernières années (*New York med. Record*, 4 janv. 1896).

Waxham. — Report of intub. (*Journ. of amer. med. Assoc.*, Chicago, 1888, t. I, p. 739).

Weglenski (de). — Thèse de Paris, 1897.

Winslow. — Un cas de sténose du larynx avec fibrome, consécutive à une blessure par rasoir (*Journ. of ophthalmol., otol.*, avril 1890, et *Ann. des mal. de l'oreille*, fév. 1898, p. 213).

Wipham et **Delépine.** — Lupus tuberculeux du larynx (*British med. Journ.*, 16 mars 1886, p. 591).

Wolfenden (Norris). — Périchondrite du larynx (*British med. Journ.*, 2 juin 1888).

Zwillinger. — Formation de diaphragme dans le larynx (Soc. hongr. de laryngol., 1899, in *Ann. des mal. de l'oreille*, août 1901, p. 151).

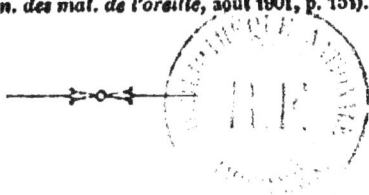

Bordeaux. — Imprimerie G. GOUNOUILHOU, rue Guiraude, 9-11

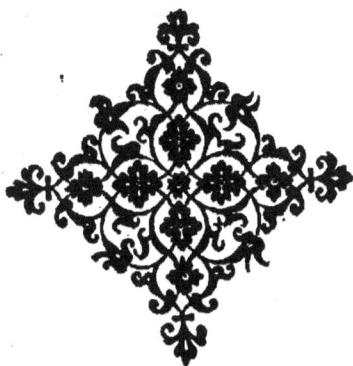

BORDEAUX. — IMPR. G. GOUNOUILHOU

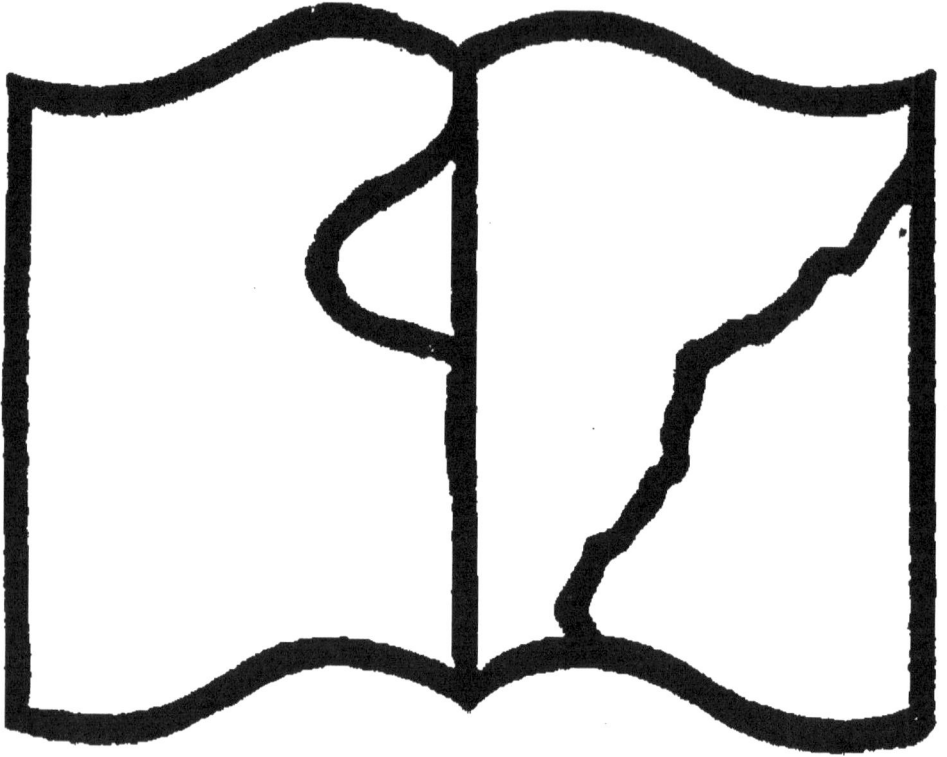

Texte détérioré — reliure défectueuse

NF Z 43-120-11

www.ingramcontent.com/pod-product-compliance
Lightning Source LLC
Chambersburg PA
CBHW030855220326
41521CB00038B/931